# 啊～請張嘴

## 張草看牙記

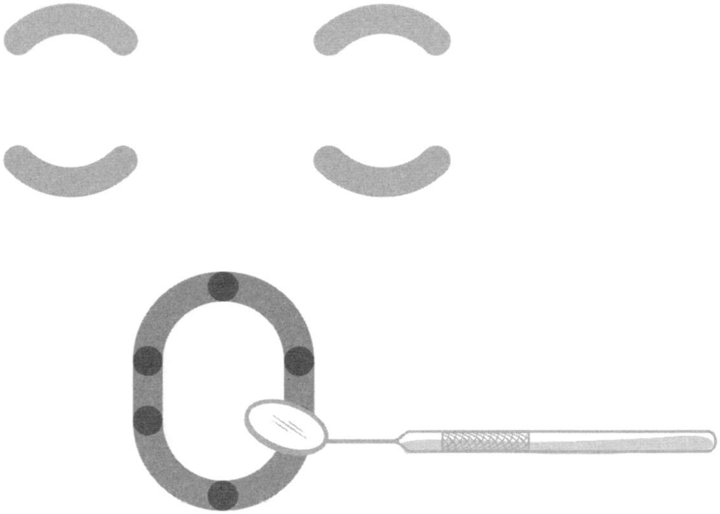

張草——著

【推薦序】

# 精采、爆笑又感人的衛教書

牙醫師．作家．環保志工／**李偉文**

台灣人有一句口頭禪：「我又不是被嚇大的！」這一句自我壯膽的話某些時候或許很有用，但是我知道，絕大部分的台灣人從小都被父母親恐嚇過：「再不乖，就帶你去拔牙！」

其實每個拿看牙嚇孩子的大人，從小也都是對到牙科診所充滿了恐懼，這種情緒在不知不覺中影響了小孩子，而且也因為害怕逃避的心理，所以反而對牙科治療充滿了錯誤或迷信的觀念，這也可從網路上不斷流傳許多似是而非的牙科治療的訊息而得知。

這使得牙醫師在臨床上常常會面臨到奇怪的現象：全民健保二十多年了，絕大部分的牙科治療對民眾來說是完全免費的，而且牙醫師這二十年來也不遺餘力深入小學推動口腔保健與治療，理論上，躺上牙科治療椅對每一個台灣人來說應該是相當熟悉的事了。但是，為什麼大家對牙科治療的常識卻這麼貧乏呢？

我猜，或許是因為多年來一直沒有寫得生動有趣的書，一般所謂的牙科衛教也都是冷冰冰的，抽象又不親民，對大人與孩子而言，往往都是有聽沒有見。

因此，這本《啊～請張嘴：張草看牙記》應該算是難得的及時雨，除了文筆生動有趣之外，內容幽默、爆笑、卻又感人，完全符合當代年輕人，或者曾經年輕過的人的脾胃，看的時候完全不會有看衛教書的感覺，簡直像是在看張草的其他小說創作般引人入勝，但是看完之後又可以完全瞭解你躺在診療椅上時，牙醫師究竟想跟你說些什麼！

這本書不只是對每個終其一生，一定會跟牙醫師碰到面的民眾有幫助，即便像我這樣從事臨床看診已達三十年的資深牙醫師來說也有頗多的收穫，例如像能藉由不同的方式，與患者進行有效溝通的許多方法。

其實以前看張草的科幻小說時，就對這個文筆這麼好的牙醫同行很好奇，偶爾也會想到，為什麼他不寫牙科臨床的故事呢？是不是他棄醫從文，不再從事牙醫師的工作了？

如今謎底解開！他跟我一樣：一邊看診，一邊寫文章。總是覺得，牙科醫師跟其他科醫師不太一樣，有一個非常棒的戰略位置，當你不想聽病人太多廢話時，只要將唾液吸管卡在他嘴裡，就可以安安靜靜地做我們的事了；若想跟患者聊聊天，那只要在約診時留下比較多的時間就可以了。

而且，牙科的診療室可以說是觀察人性最好的地方了。可惜大部分的牙醫師都太忙了，下班後就累得沒有精神思考與記錄，幸好有張草，除了寫出精采的小說之外，也為廣大的民眾與牙醫師寫出了這本《啊～請張嘴：張草看牙記》。

# 目錄

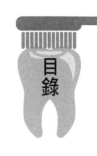

## 其實沒有蟲哦！【蛀牙篇】

## 牙齒的內臟【根管治療篇】



## 當我們咬在一起【咬合篇】

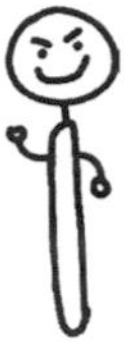

# 序篇：你的牙齒有什麼問題嗎？

每個病人進來之前，我們都會事先查看病歷。

如果是以前來過的人，我們會查看他過去曾經處理過什麼問題，先大略瞭解這個病人過去的狀況，然後有心理準備來對照他現在的狀況。

如果是上一次還未處理完畢的問題，我們就知道今天該繼續處理什麼事？

如果是第一次出現的人呢？我們當然要準備問他發生了什麼事？今天為什麼會來見牙醫呀？

「請問你的牙齒有什麼問題嗎？」

這句話有多層次的意義。

首先，我們要在病歷的第一行，亦即標了ＣＣ的那一行寫下病人來的目的。ＣＣ就是Chief Complaint，直譯「主要投訴」，我們很學術性的化為醫學術語「主訴」，不然「投訴」兩字看起來很令人不安。

再來，病人的回答會充分反映他對看牙醫的觀念。

是的，觀念。

「請問你的牙齒有什麼問題嗎？」

「沒有問題呀！」我有一半以上的初診病人會這般回答，「我要你幫我補牙和洗牙。」

各位親愛的讀者，請問您看出這個回答的語病了嗎？

如果你真的看不出，那麼，我們來換個場景，不是去看牙醫，這次是病人去一般的家庭醫學科診所掛號，然後醫生（再次強調不是牙醫）問了相同的問題。

「請問你的身體有什麼問題嗎？」

「沒有問題呀！我只是要你開感冒藥給我，還要加上抗生素1000mg和止痛藥750mg，給我一天吃四次的一共五天份。」

各位親愛的讀者，您真的還沒看出這個回答的語病嗎？

病人應該會告訴醫生：「我頭痛，又鼻子乾乾，不知道是不是感冒了？」然後醫生會檢查病人、決定處方，皆大歡喜！

可是，牙醫得到的回應卻可能是像在餐廳點菜一般：病人早在我們診斷之前就決定了治療方式！太荒謬了！

為什麼他們不會這樣對待醫生，卻會這樣對待牙醫呢？

所以，我會試著讓病人明白，他這種回答方式是不對的。

「我是問你的牙齒有什麼問題？比如說：牙齒痛？發現有洞？牙肉會流血？」

這下總應該明白了吧？

令人驚訝的是，有一半左右如上述回答的病人會很困惑的說：「我沒有問題呀！我只是要補牙和洗牙。」嗚呼！

「所以，你已經決定了該怎麼治療是嗎？」

「沒有哇，我怎麼可以決定呢？你是專業呀，當然由你決定呀！」

我投降了！

遇上這種情形，我只好將椅子後退一點，表示暫且先不檢查他的口腔，要先替他釐清觀念：「先生（或小姐），我們要知道的是，你是有什麼不舒服，所以才來找我們？比如牙齒咬起來會痛？」

「沒有哇。」

「晚上睡覺時會痛？」

「沒有哇。」

「牙肉有流血？」

「沒有哇，我不碰就不流哇。」所以你碰了就會流嗎？

「還是你有很好習慣，有定期檢查的習慣，今天是每半年例行檢查囉？」

「不是啦，醫生，我幾個月前牙齒痛過，後來吃藥吃好了，現在不知為什麼會出膿……」YES！我就是要這種回答，這才叫CC！

以上這段對話，建議讀者們在讀完本書後，再回來讀一遍，如果你能夠看得出這位病人的回答有什麼問題，就表示你已經充分掌握口腔衛生的觀念了！

當然，也有完全相反，迫不及待要告訴我一切的病人……

「醫生，你先聽我說，我這顆牙五年來看過三個牙醫了，第一個說……」不妙！他打算把三個牙醫的所有看診過程全部敘述一遍，估計會用上半個小時，然後我即將成為他故事中的「第四位牙醫」。

我仍然會打斷他，請他先告訴我「現在」發生了什麼事，至於以前的事嘛，我會再引導他長話短說告訴我，好讓我有足夠時間檢查，盡快做出診斷，馬上開始進行治療。

來，開始吧！

請問，你的牙齒有什麼問題嗎？

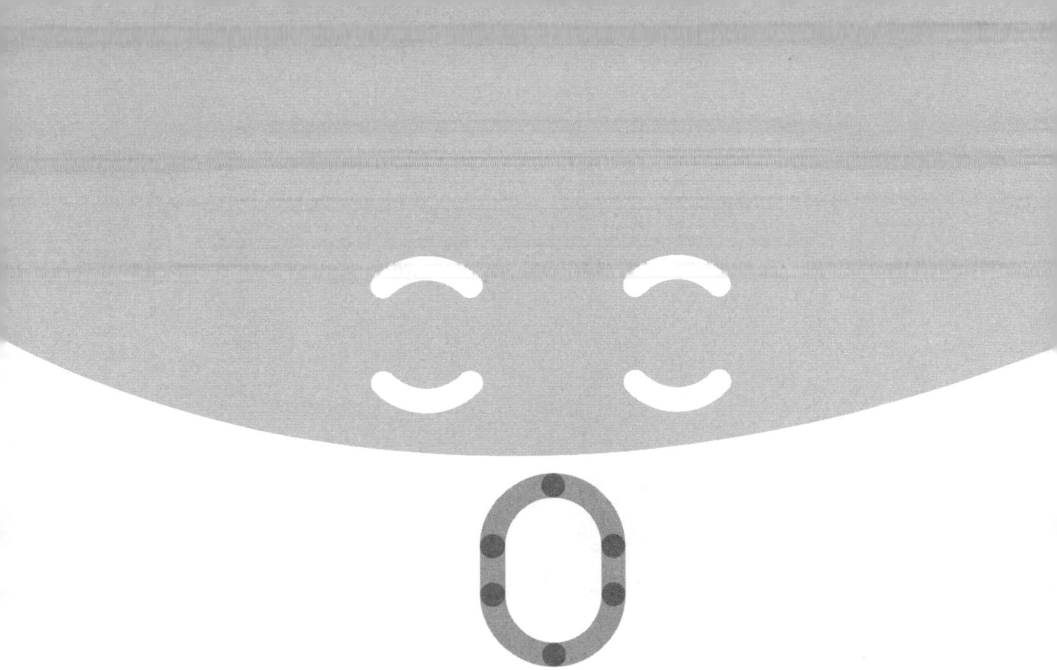

# 「請躺好！」：牙醫動手了

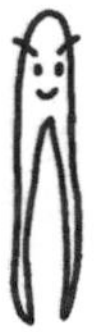

# 牙醫三寶

你躺上診療椅了。

首先亮在你眼前的，就是我們引以為榮的「牙醫三寶」，亦即牙醫師手上無論如何都會準備的三件工具：口鏡、探針、鑷子。

我們不可能將整個頭探進病人口中，所以口鏡十分重要，可以在口中的任何角度轉來轉去。我們當牙醫學生時，一開始就要訓練用口鏡反著看的技巧，還要看著鏡子的影像，用探針尋找蛀洞、探看牙肉、刮掉牙菌斑、挑掉牙結石等等。

鑷子可以用來夾食物殘渣、夾棉花、夾這夾那的，末端還可以用來推舌頭、敲牙齒、塞棉花。同樣的，口鏡也可以掀開嘴唇、拉開臉頰、壓下舌頭……你說，多好用呀！

三寶是我們探索問題和尋求答案的利器，也是所有治療活動中的重要工具。

如此重要的工具，我們也遇過比我們更重視它的病人。

我以前在板橋的診所工作時，有一家人，託牙醫幫他們全家人買了一人一套。

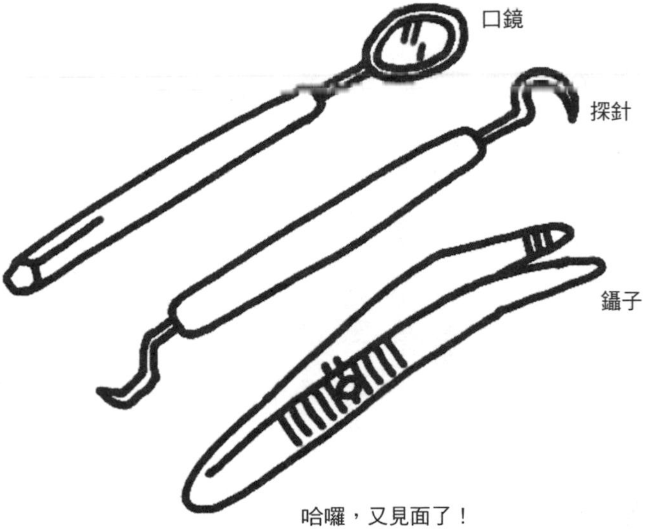

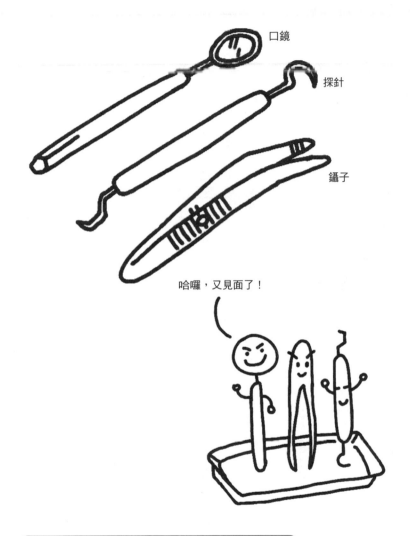

▲每次去牙科診所，都會受到三寶的熱烈歡迎！

他們的想法很簡單：牙醫三寶在別人口中探來探去的，沾到口水、血液、食物殘渣什麼的，噁心死了！所以自己買一套，一定最衛生了。

我幫他們檢查牙齒時，他遞給我一個深綠色的消毒包，跟我以前在大學醫院的一樣。

在大學醫院，我們各自用深綠色的手術巾將清洗好的工具包好，送去消毒室一起消毒，再領回自己的那套工具。手術巾透氣，在消毒機中高溫高壓消毒時，可以充分消毒裡面的工具。

可是，這病人家中有消毒機嗎？

我打開消毒包，見到三把失去光澤的工具，口鏡的鏡面也不光滑了，探針表面有粗糙的氧化物（就是鏽斑啦！）……我問他：「這怎麼消毒的？」

「哦，我們自己帶回家洗乾淨就包起來的。」語氣頗為自豪。

「那……多久了？」

「我們定期會半年檢查一次的，包好了就不打開，直接帶來診所的。」他說得有些興奮，「每一套只用一個人的，絕對不會交叉感染。」

「哦哦哦。」看他自豪的表情，好像很懂，我不忍說破呀。

這套包了半年的工具，會比較乾淨嗎？

我們的工具不僅先用肥皂清掉血跡和殘渣，接著再浸泡專用的消毒水，細小的工具如鑽針、根管剉等還用超音波震盪機加消毒水，最後送消毒機高溫高壓消毒。

什麼是「高溫高壓」？這是有標準的，亦即在封閉的設備中用蒸氣於攝氏134度加熱三分鐘或於攝氏121度加熱十五分鐘。這還是舊標準，現在還有更昂貴的真空消毒。

我很想知道他家是不是有一台消毒機？

我為他檢查牙齒後，找到蛀牙，準備幫他補牙。

見到我拿起高速手機，他忽然愣了一下：「這怎麼消毒的？」

「都是高溫高壓呀，那台機器哦，見到了嗎？」

「一把要多少錢？」

我知道他在想什麼：「有很多種的，每種價錢都不一樣哦，而且不同診療椅也有不同型號哦，有三個洞的、兩個洞的、光纖的，洞的位置也有不同的，而且每天要噴油保養。」

見我從一大堆琳琅滿目、環肥燕瘦的鑽針中挑出一根裝上高速手機時，他臉色都快發綠了：「這個……」

「啊，請張嘴，」說著，高速手機已伸入他口中，「這種鑽針有幾百種，我們會根據需要去選要用的。」

接下來，我拿出一堆工具和材料……補銀粉用的充填工具、銀粉井、修飾工具，看得他眼球亂滾，可嘴巴又操弄在我手上，說不出話。

待一切完成了，他仍在低頭沉思。

「今天先做到這裡吧，請跟助理小姐約診，我下次再幫你補其他牙齒。」

我在猜他會不會約下一次。

嘿，一星期後他出現了，沒帶自己的工具。

助理小姐幫我準備好牙醫三寶，擺在鋁盤上。

我拿起口鏡給他看：「鏡子是亮的。」

再拿起探針給他看：「亮的哦。」

他靦腆的微笑一下，咧嘴讓我開始工作。

他醒悟了。

# 別把小孩當笨蛋！

我在處理病人時，聽見外頭有人進來候診室，是女人和小孩的聲音。小孩顯然很害怕，一直在嘟囔：「我不要拔牙，我不要拔牙……」

我心裡嘀咕：「幹嘛一來就說拔牙？」感到麻煩要來了。

小孩的媽媽說：「不用怕的，就像豆豆先生那樣呀。」

我聽了當場就頭皮發麻。

這位媽媽究竟在安慰孩子還是恐嚇孩子呀？豆豆先生（Mr. Bean）有關牙醫那一集我也看過，這位年輕的媽媽是成年人，可能覺得豆豆先生演得很好笑，可是對小孩而言，豆豆先生的誇張演出根本是在孩子還未接觸牙醫之前就教他「如何害怕牙醫」了。

為了制止這位媽媽再嚇她的小孩（其實她認為這樣可以安慰小孩），我出聲了：「請不要再提豆豆先生了好嗎？會嚇到孩子的。」

她愣了一下，似乎沒馬上弄明白我的意思。

「妳難道不覺得豆豆先生把牙醫演得很可怕嗎？」我問她，「妳的小孩是第一次看牙醫，他在還沒看到牙醫之前，就先看豆豆先生告訴他說牙醫很恐怖，妳覺得這樣他會肯看牙醫嗎？」

小孩也發愣的看著我，似乎被我說中了他的心聲。

我低頭問他：「弟弟，你以前有看過牙醫嗎？」

小孩搖頭。

「你今天為什麼來看牙醫？」

他媽媽急著搶答：「他牙齒痛！要拔！」

她說了兩件事，一件是事實，一件是揣測。

我輕輕舉手制止她：「謝謝，請讓我跟他溝通。」他媽媽應該瞭解了，輕輕的閉起嘴，我這才轉頭問小孩：「弟弟，你的牙齒怎麼了？」

小孩沒回答，低著頭不看我。

他媽媽又急了：「告訴醫生啊！快告訴他呀！」

我只好再輕輕舉手制止她。

我需要完全一對一的跟小孩溝通，如果旁人一直在插嘴的話，小孩就會覺得自己置身事外，心想：「這不關我的事，是媽媽逼我來的。」

我要他察覺這是他自身的事，他必須要自己面對，並且願意解決。

我採取主動：「你牙齒有痛對不對？」他閉口不言。

「我告訴你，牙齒有痛不一定要拔牙，而且我也不喜歡拔牙，因為如果拔了牙，你要用什麼來吃東西？對不對？」我不是在騙小孩，也沒有哄小孩，我對他說的都是實話。

如果我是小孩，我也希望大人對我說實話，別以為哄騙小孩有效，他們被太多大人哄騙過了，早已經不信任大人說的話。

「叔叔幫很多小孩弄到牙齒不痛了，可是你要先給叔叔看看，好不好？」

只要小孩肯點頭，我就一百個感謝了。

「張口給叔叔看看？」

只要他肯開口，他就有救了。

我彎下腰（別忘了，小孩還是站著的），粗略的看了一眼，問他哪裡痛？要他親自指給我看。

呵！後面的大牙（臼齒）蛀了一片，不知道蛀到神經沒有？

「叔叔這樣看很辛苦，你坐上椅子好不好？」

只要他肯坐上……你明白的。

有些小孩太小，我還會叫媽媽抱著小孩睡上診療椅。不過太重的小孩可不行，媽媽會窒息的。

小孩的第一次看診很重要，會決定他的未來，如果他被嚇到了，以後不敢看牙醫，牙齒就會更糟糕啦！

小孩坐上來後，我會先向他介紹「牙醫三寶」。

以前在大學讀到「兒童牙科」時，學校教我們要用比喻和模擬物來跟小孩介紹工具，理由是不讓小孩害怕。

比如說，吸水管要說成大象的鼻子，高速手機要說成小蜜蜂。

結果呢，小孩嚇得半死！「為什麼要把大象的鼻子伸進來？」「蜜蜂要放進我的嘴巴？」失敗了幾次之後，我困惑的想：「為什麼不直接告訴小孩？」

《韓非子・外儲說》的一則故事對我影響很深，大意是說，曾子的老婆要去市場，兒子吵著要跟，妻子哄兒子，叫兒子別跟，待會回來就殺豬給你吃，兒子才不吵了。待老婆回來，曾子馬上抓了豬要殺，他老婆急著阻止，說不過是哄孩子的臨時之計，曾子的回答是千古名言：

「嬰兒非與戲也，嬰兒非有知也，待父母而學者也，聽父母之者教，今子欺之，是教子欺也。母欺子，子而不信其母，非所以成教也。」

譯成白話就是：「小孩不能跟他戲言，他還沒有知識，還要向父母學習、聽父母教導的，現在你欺騙他，是在教他去欺騙人。媽媽騙自己的孩子，孩子不再相信媽媽，不是教導孩子的方法。」

我十分贊成韓非子的故事！豈可在人生的開端就捏殺他對人性的信任？所以我選擇告訴他真相——用他聽得懂的語言！

我遞給小孩一面鏡子，要他親眼看著我是如何幫他檢查牙齒的。

「你有一面鏡子，我也有一面小鏡子，你看。」我把口鏡舉在他眼前晃一晃，「你的嘴巴裡面很暗，要開燈才看得到，」說著，打開上面的大燈，如果不事先告訴他，有的小孩會被強光嚇到，「然後我用小鏡子放進你的嘴巴，就可以看到那些看不到的地方。」如果不事先告訴他，小孩會被伸入口中的口鏡嚇到。

總之，一個處於緊張狀態中的小孩，什麼都會嚇到他就是了！

只要我伸手去拿工具，小孩就馬上轉頭去看，瞧看我拿什麼，即使他不懂。

「你的頭不要一直動，叔叔很難做事。」我告訴他，「其實我拿的東西都會經過你的眼睛，你一定看得到的，而且你有鏡子呀！完全看得到我在做什麼對不對？」

大部分的小孩聽了，都不會再亂動他的頭，而是專心去看鏡子。但是有些依然很緊張，他們可能害怕我會打針，因為他在家裡已經不斷被恐嚇：「牙醫會拔掉你的牙！」「牙醫會打針！」「你不聽話，所以要看牙醫！」有些還全家合力恐嚇小孩，真不知怎麼想的？

各位父母幫幫忙，你們到底想不想孩子受到治療？如果想的話，就請給他正確的觀念，而不是把牙醫鑄造成一位恐怖的懲罰者的形象，這樣對你的孩子有什麼好處嗎？

對牙醫的害怕是培養出來的，不是天生的。應該要讓孩子知道，**牙醫是幫忙者，而不是懲罰者**。

我繼續讓小孩一樣樣認識牙醫的工具……

小孩口中積了許多口水，我於是示意助理小姐幫小孩吸掉口水。

「你的嘴巴很多口水了哦，來來，讓姐姐幫你吸掉口水，吸水管來了。」就直接告訴小孩是吸水的，何必大象的鼻子那麼隱晦？

**恐懼源自於未知，只要他知道，就不會害怕**。

大象鼻子和小蜜蜂之類的，根本是把未知加上未知，把小孩當笨蛋！

小孩的牙齒上有很多軟軟的蛀牙，我叫他媽媽靠近來看，瞭解一下情況，她馬上不假思索就連珠炮的說：「每天叫他刷牙，他都不刷！每天叫他不要吃糖果，他還吃一大堆！」

「好了，現在他明白了。」我轉頭告訴小孩：「媽媽叫你刷牙，叫你不要吃糖，就是怕你牙齒痛，你看現在你痛了，只有你會痛，你媽媽的牙會不會痛？」

孩子還沒回答，媽媽又搶著說：「他這樣小，哪裡懂的哦？」

「他當然懂。」

「小孩子很蠢的，你講得這樣深，他聽不懂的啦。」

「對不起，請不要小看小孩子，大人在講話，小孩子都已經聽進去了，妳以為他會不懂嗎？」我這麼一說，原本兩眼無神的小孩，忽然眼睛發亮了。我低頭問他：「叔叔剛才說的，你懂不懂？」他一邊對我點頭，一邊斜眼偷看他媽媽。

**小孩需要得到認同，其實任何人都需要別人的認同，不然他會選擇放棄。**得到了我的認同之後，小孩立刻精神來了，願意配合我的指示了。

他媽媽見到孩子的變化，也不多說話了，就在一旁靜靜看我處理。

我會一步步測試孩子的極限，從口鏡開始，接著是探針、吸水管、小刮匙……最後的極限就是高速手機了。

如果小孩可以接受高速手機，那整個治療程序就能變快變簡單了。

我把裝上鑽針的手機舉到孩子眼前，指著鑽針閃閃反光的末端，有很多微小的顆粒：「這是鑽石哦，叔叔要用鑽石來磨掉牙齒上黑黑的東西，這樣比較快，嘴巴就不用張那麼久了！」

我可沒哄小孩，鑽針上的確是鑽石砂，是自然中最硬的東西，用來磨掉蛀牙是最快不過了。每個小孩都愛學習，都樂意接受新的知識，一旦告訴他為什麼使用鑽石之後，大多數小孩都會冷靜下來。

想想看，如果我說要放隻小蜜蜂進你的嘴巴，你還能冷靜嗎？

當然，只有一件事是絕對不能老實對小孩說的，就是打針！

學校教我們說：「讓牙齒睡覺。」如果教小孩寫詩，這種比喻挺不錯，但我們應該提供更直接的資訊。

「幫你不痛！」就那麼直接，但千萬別提到「針」。

不管大人小孩，大家恐懼的重點在「痛」，只要能不痛，懼意就瞬間大減了。

這時候，打針必須又快又準，且要用點技巧讓插入針頭那瞬間的疼痛降到最低，比如先噴塗表面麻醉劑、下針的位置、針的角度等等，這太專業了，沒辦法三言兩語道盡，總之要在針插入後，盡快讓他麻掉。

麻醉藥擠進去的剎那，小孩可能大哭，即使已經麻掉了，他的恐懼依然持續，此時我要他馬上回到當下的時刻：「弟弟弟弟，**現在**還有痛嗎？不痛了，不痛了，已經馬上不痛啦，**現在**不痛了！」**令小孩去感受現在，察覺到疼痛已經是過去式**，大部分小孩都會迅速停止哭泣。

希望大家瞭解，當牙醫並不簡單，不僅是物理、化學、生物全部要應用，心理也是很重要的一環。

總之各位，下次帶你的小孩去看牙醫之前，你要做的是幫他心理建設，告訴他牙醫會拿什麼，讓他心中先有預期，而絕對不是嚇他、令他害怕，否則治療沒辦法進行，豈不浪費大家（牙醫、孩子和父母）的時間和精力？

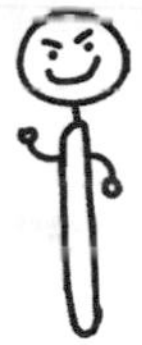

## 法國式障礙：舌頭和嘴唇

檢查開始，我把口鏡和探針伸入病人口中。

有一個尋常的動作，平常人可能不會注意到，牙醫的兩隻手通常都不是懸空的，尤其是握著危險工具的那隻手。我們都會尋求一個支撐點，最常用的是無名指，將手指輕抵在牙齒上或勾在嘴角，令工具不至於四處亂動。

否則的話，高速手機一晃，磨到不想磨的部位……

探針一歪，插傷了臉頰……

拔牙的工具一滑，插到喉嚨……

所以你們明白，當一位牙醫，每天的精神壓力有多大了吧？

有時磨著蛀洞，磨到酸痛的部位，病人一緊張，竟用手來搶我手上的高速手機！登時把我嚇出渾身冷汗！天啊！這玩意兒可是每分鐘兩萬轉的呀！他想害我還是害自己呀？

我馬上反應：「你嚇壞我了你知不知道？我知道你酸，可是我正在專心幫你磨掉蛀牙呢！如果你成功搶到，那不就磨穿你的臉？」

我是真的被嚇壞了，我們要讓病人明白他所製造的危險，他不能恣意去表現他的緊張和痠痛。病人明白事態嚴重之後，就會學習忍耐了。

要不是我的手指放置在支撐點上，要不是我及時停下手機，悲劇早就發生了！

幸好這樣的病人不多見，不過他們就像地雷，也不知何時會踩到。

真是充滿驚喜的職業呀！不是嗎？

但是更多的病人不是動手，而是像法國式接吻一般：嘴唇和舌頭一起來。

只要我的口鏡一翻開他的嘴唇，他就用力縮唇，推開口鏡，結果推擠口鏡壓上牙肉周圍的骨頭，他就說我壓到他骨頭痛了。

口鏡一碰到舌頭，他就把舌頭用力頂，或直接伸出舌頭，或不論我碰哪裡，他的舌頭就壓哪裡，忙碌得很。

吸水管一伸進去，他就舌頭亂頂，或整根舌頭縮緊脹起，阻礙吸水，還把自己嗆到，然後就宣稱說他是一定會嘔的。

其實他們是太緊張了！有時我歪眼一瞧，會看到病人緊握著拳頭，或五指扭曲，我就拍拍他的手叫他放鬆。

是的，**放鬆很重要，而不是去忍耐！**

忍耐就像拉緊的橡皮圈一樣，隨時會斷掉！放鬆才是王道！

舌頭放鬆了，就不會亂動；嘴唇放鬆了，就不會亂擠。

我曾試著把吸水管擺在病人的唇緣，什麼也不做，他也依然可以用力的頂舌、嚥喉頭，迫得自己要嘔出來。

我向他瞭解一下，為何他要這麼做？

「我怕水進去，要把水推走呀！」

原來如此，「我老實告訴你，除非你主動吞它，否則水是不會進去的，我們人類的喉嚨結構就是這樣。」我只差沒拿出解剖圖了，「你用舌頭推水的動作，其實正好就是吞嚥動作呀！所以反而吞了一堆水！」

真的，有病人一治療完畢就衝廁所，因為在治療中喝了很多水。

拜託，那些水能喝嗎？裡頭充滿了各種碎屑，包括牙齒組織、蛀了的牙、補牙材料等等。

「我們不是一直在幫你吸水嗎？你的舌頭亂動，反而塞住水管了。」

有的病人只不過磨了幾下牙齒，就堅持要坐起來吐水：「我不行的，我一定要起來吐水！」

「那樣的話，我磨一下，你吐一下，我磨一下，你吐一下，那是要做到什麼時候？」

這些會宣稱自己「一定不能習慣的」、「一定會嘔的」、「就是會嗆到」、

「一定會這樣那樣」的，根本是一種自我放棄的態度！

我曾試過把自稱「一定會嘔」的大人和小孩弄得不害怕吸水管，最重要的是告訴他們：「不要再告訴自己不行，其實你在**自我催眠**，那何不反過來告訴自己一定行呢？」與其抱著負面的想法令自己難過，何不用正面的態度讓事情更快、更好的完成呢？

我會試著鼓勵他：「你一定行的！」同時告訴他：「不要頂，我會看不到。」這才是正面的催眠，要讓他瞭解，他也必須幫助我，而且他一定能辦得到！

「任何牙科治療，都必須要有三個人的合作：牙醫、助理，還有呢？你自己！三者缺一不可。」我會這麼告訴很難合作的病人，不管大人或小孩，他們都會懂的！

有人會油條：「你是專業的，交給你就好啦！」

嘿！任何專業的人，也不能在工作進行中不斷被打擾吧？比如說理髮師，能在他理髮中去撥他的手嗎？或不停的把頭動來動去嗎？你不會這麼對待理髮師，又怎麼能夠這麼對待牙醫呢？

所以，諸位下次去看牙醫，請一定要放鬆自己（而非忍耐），幫助牙醫順利完成治療，解決你的問題，如此皆大歡喜，不亦樂乎？

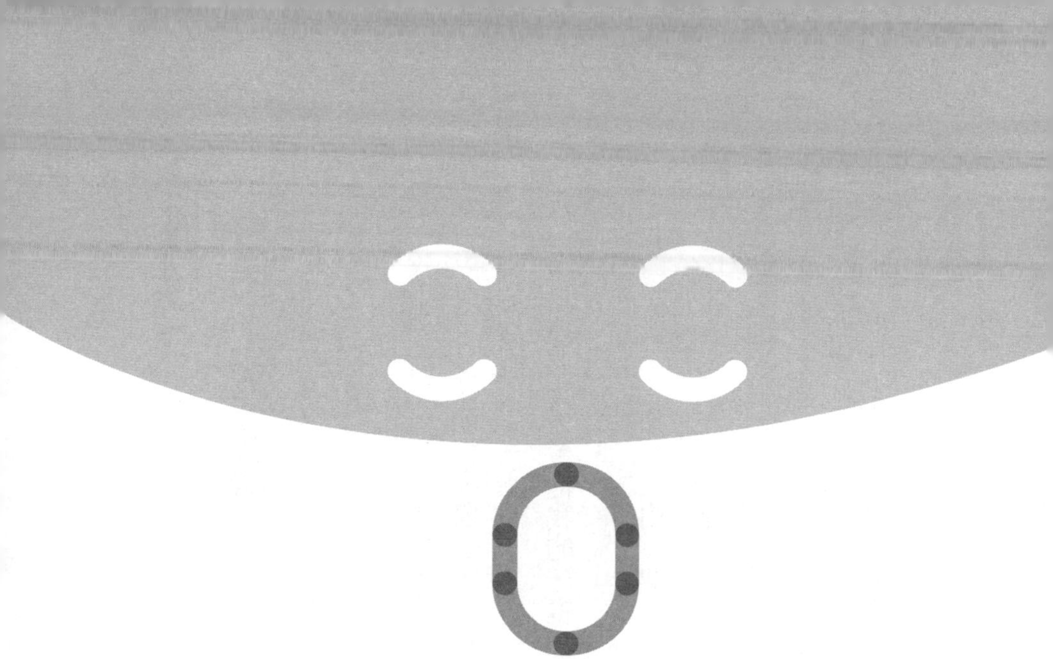

# 地基的問題【牙周病篇】

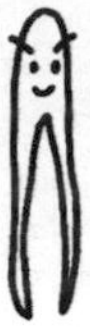

# 牙肉上的城牆

「我不要洗牙，我只要你幫我看一下就好。」

病人還沒坐好就這麼要求，令我很訝異。

「咦？為什麼？」

「因為你們洗牙會把我的牙縫越洗越寬呀！」他義正詞嚴的說，「上次那個牙醫就把我的牙肉洗出血，還洗出大洞來。」

我的想法是：如果任由這個人的想法去做的話，這個人以後就完蛋了。不久的將來，他的牙齒一定會一個接一個鬆脫，最後連假牙也戴不上去。好吧，跳太快了，讀者們可能不明白為何我會如此推論？總之，讓我先說服他吧。

他一張開嘴巴……果然！好誇張！厚厚的牙結石包住了牙齒的每一個面：外面、裡面，還有牙縫！像一道城牆般包圍著！

我遞給他一面鏡子，叫他自己看。

「不用看啦，」他拒絕接下鏡子，「你是專業的，你幫我看就好了啦！」

他在逃避，逃避自己的責任，是典型的「討了便宜又賣乖」，明明是他自己的牙齒，卻要把責任丟到別人身上。

「你這樣說就不對哦，」我說，「那是你的牙齒，能夠每天照顧它的也只有你而已，你如果不瞭解自己的狀況，我只不過這麼偶爾見你一面，怎樣幫你每天清乾淨呢？」

我把鏡子塞進他手中，拉近到他眼前：「你看著鏡子。」

大概他以前遇過的牙醫師都滿聽他的話的，見我態度比較強硬，他有點嚇了一跳。

當然嘛，好，你說我是專業的吧？那你怎麼可以自己下診斷然後吩咐我應該做什麼或不應該做什麼呢？你不會去餐廳教廚師怎麼烹飪吧？你也不敢教理髮師怎麼修你的頭髮吧？憑什麼牙醫師要接受這種態度？

確定他有看鏡子之後，我把探針伸到厚厚的牙結石下方，探針尖端在牙結石下方來回滑動：「你看，底下是空的。」

然後我輕輕一挑，一小塊牙結石飛彈出來，露出下方的牙根：「你看，這塊掉下來的並不是你的牙齒，是你沒弄乾淨，然後硬化了的食物。」為何我這麼說呢？難道有人分不清結石和牙齒嗎？是的，真的。

曾經就真的有一個人，慌慌張張的跑來說：「我的牙齒掉了一塊！跑出個大洞來了！」結果是他跟厚厚的牙結石相處太久，把牙結石認賊作父以為是牙齒了，還把掉下來的牙結石碎片包起來拿給我看。

我繼續說：「牙結石底下露出這個才是你的牙齒，應該說是你的牙根，本來應該包在牙肉底下的，可是你長期堆骯髒，牙肉壞了、退下去了，牙根當然就暴露了。」

病人臉色變了，變得有些哀傷，連眼珠子也泛著一層淚光了。

「想想看，牙肉褪下去，牙根露出來之後，你的牙齒和牙齒之間是不是個大空位？」我將探針在牙結石掉落的缺口中來回移動，讓他感覺一下空位，「這就是你所說的：洗牙洗出大洞來。這不是人家洗出來的啦，是你沒弄乾淨才破壞掉的！人家幫你洗掉牙結石之後，你才看得見！」

「可是，洗牙不會弄得更大嗎？」

「當然不會，」我把洗牙機舉到他面前給他看，「這機器只是在用超音波的速度震動，把結石給震下來而已，又沒有磨牙，又沒有切掉你的肉，怎麼會弄大牙縫呢？」

「那我的牙縫是怎樣變大的？」

「整個牙肉周圍就像口袋一樣，」我用探針將「口袋」撐開給他看，因長期發炎而紅腫的脆弱「口袋」馬上冒血，「每天有髒東西堆在口袋裡面，每天破壞一點，每天破壞一點，然後髒東西又硬化變成牙結石，繼續堆，繼續爛，你都不知道，為什麼你不知道？因為牙肉不見了露出的空位，又被結石給填進去了，所以你一直以為沒有空位。」

病人沉默了。

我引導他自己去想：「你在家每天吃剩的食物，丟進垃圾桶之後會怎樣？」

「發臭，腐爛。」

「很好，那麼如果這些食物堆在你牙肉邊緣呢？」

「也是腐爛，發臭。」他略有所悟的微微點頭。

「所以，**你可憐的牙肉口袋每天裝著腐爛的食物，也跟著一起爛掉了**。」我用最簡單的語言文字解說，不然如果我用上一堆一般人平日不慣用的醫學術語，令病人在名詞上有隔閡，就更不容易瞭解這個觀念了。

觀念很重要。

如果我說：「包圍牙齒的牙齦四周的牙周囊袋堆積食物，口內細菌會分解食物，產生多醣體，然後然後……」這樣下去可以寫一整章，每一句都包含至少一個醫學術語，這對平日不熟悉這些字眼的人而言，根本解釋了等於沒解釋。

我繼續用簡單的字眼引導他推論：「如果牙肉不停的褪下去，你的牙最後會怎樣？」

他遲疑良久，才說：「會鬆掉？」

「對！」

不過，有些人連「鬆掉了」都猜不出來。

沒辦法，有些人的確想不通。

「可是……不是老了才會掉牙齒的嗎？」

「誰說的？你有沒有朋友牙齒鬆掉了，掉牙齒？」

「有……」

「他老不老？」

「跟我一樣。」

「你才三十幾歲呢！」

病人有了領悟之後，他眼中的懼意和抵抗漸漸消失，被理性的眼神取代了。

我的目的是將病人的恐懼化為理性，一旦理性戰勝了恐懼，他就有救了。

「我幫你洗牙吧。」是時候了，我安撫他，「洗了之後，再教你怎麼自己清理，**讓牙肉只褪到這裡為止**，不要再褪下去了好不好？」

病人同意了。

只要他肯接受，就是他人生的一大突破！

我開始洗牙，先從一般上牙結石最厚的部位開始。你猜在哪裡？

答案是：下面的門牙舌側——按理是最容易被牙刷碰到的部位。

我很喜歡先將一顆牙完全洗乾淨，包括唇側、舌側和兩側，讓病人自己比較。

一旦將牙齒唇側和舌側表面那一層黃色或灰黑色的結石洗走，就會露出牙齒天然的顏色，我再叫他拿鏡子看，比較已洗和未洗的牙有什麼差別？病人會有「洗白了」的錯覺，我告訴他：「這才是你牙齒真正的顏色！」

「這麼美？」

「是呀，所以洗乾淨有多好？」如此病人則信心大增，想要清理好的念頭則更強烈了。

牙齒兩側的結石洗走之後，我再用牙線清理給他看，比較洗了和未洗的不同。洗乾淨的牙縫是光滑的，未洗的則表面粗糙，牙線會發出卡卡聲，甚至被剝成一絲絲。

比較之下，當然是光滑的好。

我會將牙線貼著牙齒表面，一直滑到牙肉底下，並告訴病人：「你今天回去用牙線的時候，牙肉仍會流血，不過不要緊，那只是因為它還沒好。若是你每天清，它就會一天比一天減少流血，大約一個星期，你就會發現不管清得多深，牙肉都不流血了。」

「不是清下去才造成流血的嗎？」

「不是，剛才不是說過了嗎？」我提醒他，「是因為每天堆食物才壞掉的，如果你今天回去深入清理，當然還會流血，因為還沒復原；可是如果你今天清了，明天就會發現流血沒那麼厲害了，明天又清，後天就更少流血了。每天不斷清理，牙肉才有機會復原，到最後差不多一兩個星期，不論你清得多深，都不會再流血了。」

病人還半信半疑。

「不流血，不代表你『好了』，因為這種問題不是會『好』的。雖然我們稱呼它『牙周病』，但它其實是一種『破壞』而不是病，只要每天維持，讓牙肉一直在乾淨的狀況，就沒有進一步的破壞了。」

「那牙肉會不會生回來？牙縫會不會變小？」

「很遺憾，不會，」我說，「破壞了就破壞了，回不來的，唯有不讓它再繼續破壞就是了。」

即使到了這個階段，我知道很多病人還沒真正掌握到觀念。畢竟錯誤的觀念打從孩童時期就深植在記憶中，根深柢固，不是說轉就轉的。

我繼續幫他洗牙，一塊塊粉黃色的結石震落下來，隨著洗牙機噴出的水被沖走，沖到口腔最低處，我的助理小姐幫忙用吸水管吸水。才沒多久，牙結石的碎片竟塞住了吸水管，再也吸不進水了。

「你看，你的牙結石……」我將塞滿牙結石的吸水管舉起來給他瞧，他也嚇了一跳。

助理小姐吸不到水了，只好換一根新的吸管。

我告訴他：「你知道嗎？我每一次幫人洗這麼嚴重的牙結石，都希望是最後一次幫他這麼洗。然後呢，以後你就照顧得很好了，即使有沒清理好的地方，也不會有這麼嚴重的石頭了。」

好不容易洗完全部牙結石，時間也過去半個小時了。

病人拿鏡子看到自己滿嘴都是血，拚命的漱口，卻看到仍有血，怎麼樣也漱不掉。

「不用再漱了，那些不是血。」我告訴他，「那些是血紅色的發炎的牙肉，你今天回去開始清理，它就漸漸變成漂亮的牙肉了。」

接著我教他如何使用牙刷和牙線。（這一段太長，容我在後面另闢篇幅說明，請見本章最後一篇〈好吧！來正確的清理吧！〉）

「很多人有誤解，以為把牙齒交給牙醫師洗就好了，所以會說『定期找牙醫洗牙』。」我說，「其實，應該『定期找牙醫檢查』，而不是以洗牙為目的。」

「有什麼不同嗎？」

「當然有，如果你每次來都有牙結石讓我們洗，表示你在兩次檢查之間都沒真正弄乾淨，那麼破壞其實都沒停止過，」我說，「所以**洗牙的目的**要搞清楚，洗牙是**幫你把你自己洗不掉的結石清理掉，讓你恢復清潔的環境，讓你有一個清潔的環境可以去維持**，如果你每天乘污垢還軟的時候就清潔了，那還會有牙結石嗎？」

「應該沒有了。」

「對呀，沒有牙結石，我們還需要幫你洗牙嗎？」

「不用了。」

「對呀。」我說，「可是，你還是得定期『檢查』，因為你還是不知道你有沒有蛀牙？有沒有你不知道的牙結石？如果有的話，我們會幫你找出來。」

「難道我自己不知道的嗎？」

**「等你自己能夠發現的時候，通常都不是小事了。」**

我在為他洗牙時發現了蛀洞，要跟他另外約診補牙。

「記得，」我提醒他，「你回家有功課，在下次見我之前，讓牙肉完全不會流血，即使用牙線清到最深處也不流血，這才表示你的牙周恢復健康了。這個健康是靠你自己維持的，並不是我們偶爾幫你洗一洗就會健康的。」

有的病人心腸很好，他們會問我：「哇，醫生，你教我們照顧牙齒，又教我們

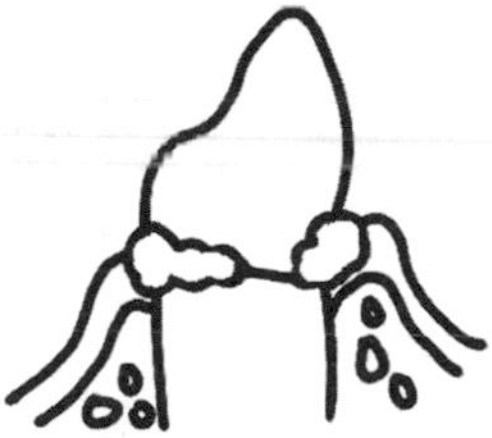

牙周囊袋中堆積食物，沒清理掉的食物開始腐敗，形成白色黏稠的「牙菌斑」。

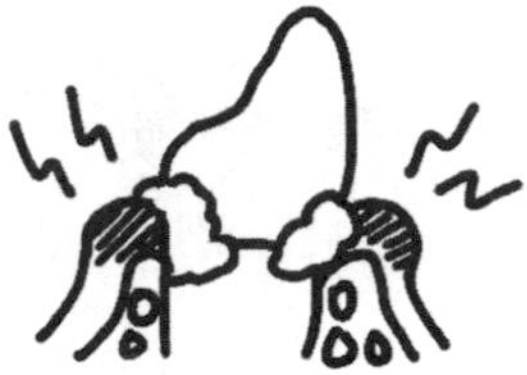

食物腐敗造成牙肉發炎，進而紅腫，然後脆弱得一碰就流血。

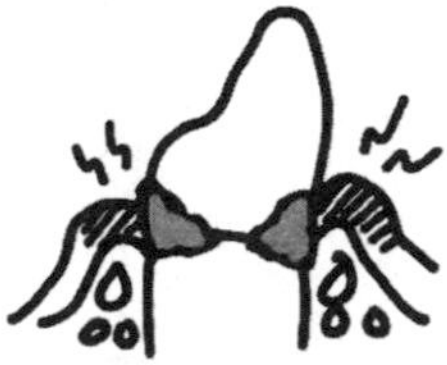

牙菌斑硬化形成「牙結石」之後，無法自行清除，牙周發炎因此無法停止。

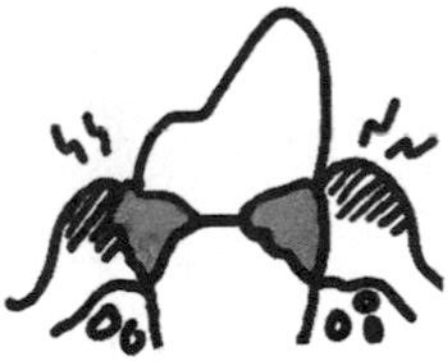

牙周發炎波及骨頭，支持的骨頭因發炎而逐漸消失，牙齒的支持因此不斷減少。

▲牙周病過程

清潔得不需要洗牙，那你以後不會沒生意嗎？」

「謝謝你的好心，不過這一點請你放心好了，」我笑笑說，「我們永遠不缺弄壞自己牙齒的人。」

我再補充一句：「即使你今天回去清得很好了，哪一天你怠惰了，牙結石還是會回來的，你放心好了。」

# 十歲的城牆

那位小女孩張開嘴巴的時候，我真的嚇了一跳。

她的牙肉邊緣堆滿了牙結石！厚得像一片城牆平鋪在牙齒頸部，乍看像在牙齒內面貼了一片米黃色乾硬了的紙黏土。

十歲的小女孩不應該有這麼厲害的牙結石的！

以前在大學的時候，教授還告訴我們十二歲以上才需要洗牙，那這女孩算什麼？

「對不起，請你來一下。」我轉頭招手，叫她媽媽過來看看，「很嚴重的牙結石呢！簡直是不可思議！」

媽媽打扮得漂漂亮亮，很和氣的，聽了我的話，才皺起眉頭：「她一直都這樣，我就覺得奇怪。」

「這種程度的牙結石，我從來沒在這麼小的孩子口中見過，只有嚴重牙周病的人才會有，因為他們都沒好好刷牙。」

「我女兒有刷牙呀，怎麼還會這樣？」
「睡前有刷嗎？」
「每天睡前有刷。」
基本條件都有了，怎麼還會這樣呢？很多小孩也隨便亂刷，都不可能產生這麼厚的石頭呀。
這麼厚的牙結石，我預計洗掉之後，底下應該會露出減少了的牙肉，還會流一大堆血。
我用超音波洗牙機，習慣先將一小部分結石震掉，觀察下方的狀況，通常這麼厚的牙結石，下方一定是蓋著血紅色的發炎牙肉，其發炎範圍跟牙結石的形狀一模一樣，而且脆弱得不斷流血。
但是，很離奇的，這小女孩在結石下的牙肉並沒特別厲害發炎，發炎範圍也比牙結石涵蓋的範圍少很多……我們的醫學推理本能很自然的開始推論：是因為小孩的免疫系統不同嗎？是因為她的清理方式不同嗎？
不久之後，我得到了答案。
同一個笑容可掬的媽媽，帶了同一個女兒來，不過還多了她身材福泰的先生。
「今天是帶我先生來洗牙的。」她很和氣的說，「他平常在大陸經商，剛好回來，就約來洗牙了。」

「哇。」我請他坐上診療椅，他自動張開嘴巴，「哇！」我嚇了一跳。

同樣厚如城牆的牙結石，同樣的位置，最扯的是——同樣的形狀！

同樣的形式耶！太有趣了！

不同的是，這位爸爸的牙結石的下方，是我預期的發炎血紅牙肉，還有褪下減少的牙肉，暴露的牙根……牙周病該有的全套特徵，他都有。

我一邊幫他洗牙，一邊對他太太說：「你們大人吃過的東西，不可以給小孩吃哦。很多家庭都有這種習慣，老人家會把在嘴巴含過的食物給小孩吃。」

「為什麼不行？」她聽出我話裡有話，有點憂心了，而她的女兒則在一旁天真的玩耍。

「因為口水會傳染呀，」我說，「雖然大人和小孩口中都有能夠造成蛀牙和牙周病的細菌，而且這些細菌會陪伴我們到死，但是，大人如果已經有牙周病，他的細菌活動力特別強，小孩子的免疫系統可能抵抗不住。」

「我們家沒有把含過的食物給小孩吃的……」

我對這個答案挺失望的，因為線索中斷了。

我叫她靠近一點，瞧瞧她先生口中的牙結石，是不是跟她女兒的長得一樣？

「真的一樣耶。」她也很驚訝。身為母親，她對孩子的各種狀況應該更為注意，一般上是如此啦。

「所以我在猜，是不是妹妹有接觸到爸爸的口水……？」

她猶豫了一下，才說：「她爸爸是大陸台商，幾個月才回家一趟，所以很疼女兒，都會抱著女兒，嘴對嘴親……」

嘴對嘴?!我心中大喊，表面不動聲色，手中繼續洗牙：「怪不得呀。」

「……不行嗎？」

「你說呢？」

「那我叫他以後都別這樣了。」

被我洗著牙的那位先生無法說話，也用眼神望著我，明確的點點頭，表示他瞭解了。

洗完爸爸的牙結石了，我再招手叫他女兒張口給我看看。嘿！粉紅色的牙肉，沒有明顯的發炎，她恢復正常健康的牙周啦。

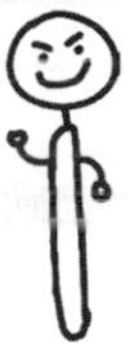

# 止不住的牙血

大學時代的某一天，學長忽然叫我們幾個實習醫師過去，圍著張教授，觀看他檢查一位十四歲的少女。

張教授是台大牙醫開系元老之一，他非常老了，走路蹣跚，依然退而不休。畢竟當了一輩子牙醫，教育出多少後輩，裝在他腦袋中的經驗比什麼都可貴。

學長陪著老教授看診，老教授可能發覺這個病例有趣，就叫學長召喚我們這幾位正好在附近的菜鳥去看，乘機教育。

少女平躺在診療椅上，老教授拿著口鏡和探針在等待，一旁還站了個婦女，應該是少女的媽媽。老教授見我們過來了，便叫少女張嘴讓我們看。

滿嘴血紅色的牙肉，輕輕一碰觸就冒血，老教授用工具隨意按了幾處，她就滿嘴是血了。

老教授考我們：「你們覺得這是什麼問題呢？」

還用說？當然是牙周病呀！太簡單了，一定有陷阱。

「牙周病。」一位同學決定代替大家回答，陷阱還是得探一探的，不然問答就無法繼續下去了。

「可是你們看，她有沒有牙結石？」老教授提供線索。

果然沒有，牙齒乾淨得很，老教授用彎彎的探針刮了刮牙縫邊緣，那是最容易堆積牙結石的區域，結果也滑滑的，沒有牙結石該有的粗糙面。

我們實在看不出原因。

牙肉周圍總會在用餐後堆積食物，口內的細菌將這些食物分解，就形成黏黏一層的黃白色「牙菌斑」。牙菌斑的顏色跟牙齒幾乎一樣，很難辨認，不過只消用探針刮一刮就現形了。

這位少女的牙齒乾淨得很，老教授刻意在口內四處東刮西刮，也沒刮出牙菌斑。

老是在清理時被忽略掉，長期滯留的牙菌斑，才有機會硬化成牙結石。

這位少女當然也沒有牙結石。

且慢，說不定是隱藏在牙肉下方的牙結石呢？

如果牙肉因發炎而腫大，或因發炎而破壞，兩者都會形成更深的口袋，說不定牙結石在口袋底部形成呢？

我們提出之後，張教授不回答，伸手拿起機器吹風，吹開浮腫的牙肉，以看到口袋的下方。但是，被吹到的地方立刻冒血，遮擋了視線，根本什麼也看不到。

一般人很少整張嘴都牙肉紅腫的，除非是抽菸、吃檳榔又長期不刷牙的人，這位妹妹才十四歲呢！就全口牙肉不正常泛紅，而且紅得不像話，連被我們的機器吹個風都流血！

張教授轉頭問少女的媽媽：「她最近剛洗過牙嗎？」

「其實……」少女的媽媽憂心忡忡的說，「兩年前開始，她就這樣一直出血，牙醫師幫她洗牙了，也教她清理了，她每天也用牙線，也用漱口水……」

那她什麼該做的都做啦！

「……可是還是不會好。」

兩年了嗎？即使要猜測病毒感染，也未免感染太久了吧？

「身體也檢查過了，驗血也驗過了，醫生都說沒問題。」少女的媽媽快哭出來了，兩年懸而未決的異常牙肉出血，一定造成她很大的心理壓力。

看來，這位媽媽已經帶著女兒四處求助多時了，輾轉經人介紹才找到張教授——台灣牙醫界的元老。怪不得，我還奇怪這間診室不是屬於牙周病科，張教授平日也不在這裡出現，怎麼會貿然有這個病人呢？

「兩年嗎？」張教授白髮稀疏的腦袋停頓不動，從他臉上的冷靜表情，一點也看不出他在想什麼。

不久，張教授跟少女的媽媽說：「我問妳，妳聽清楚了。」

「嗯。」

「妹妹是什麼時候開始來經的？」

咦？怎麼問題大轉彎了？

「十二歲……就是兩年前嘛！」

「妳仔細回想，是不是來經之後，才開始這樣的？」

少女的媽媽若有所悟，不禁深深點頭，用眼神向女兒確認，睡在診療椅上的少女也回以點頭。

我看到學長張大嘴巴，恍然大悟，我才發覺自己也是張大嘴巴。

好精采的推理！

張教授平靜的說：「可能是荷爾蒙異常，妳們去內分泌科掛號，檢查看看。」

少女的媽媽感激不盡，不停鞠躬道謝，擔心了兩年的異常問題總算找到了可能的答案。

讀到這裡，相信大部分讀者還是一頭霧水吧？

沒關係，請看下一篇分解！

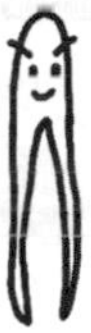

# 害人傳聞1：生一個孩子掉一顆牙齒

女人有牙結石，跟男人有牙結石就是不太一樣。

我幫一位妙齡女孩檢查，看看明明沒什麼牙結石，也沒什麼牙菌斑（就是牙齒上白糊糊那一層），可是牙肉卻全部呈深紅色，紅得很怪，色質像沾了砂糖的紅色軟糖，還吹彈得破（就是用風吹或碰一下都會流血）。

既然是牙周的問題，還是得幫她洗牙。

猜也不用猜，一定洗得滿口是血。不過我在意的不是這個，而是洗下去時，去感覺牙肉的口袋有多深，推理口袋之深是因為真的深，抑或是浮腫造成的錯覺？

我一邊洗牙，一邊輕聲問她：「妳平常有用牙線嗎？」

她用輕輕點頭或搖手來回答我。

她點頭，好，那麼：「有每天用嗎？」「睡前用嗎？」「每一個牙縫都有清理嗎？」

我一步步確認她的清理頻率和時機對不對。

她全部都辦到了，為什麼還會牙肉泛紅呢？

有可能是，她在清理之前，骯髒已經堆積很久了。

但是別人也堆了很久，為什麼惟獨她的特別紅呢？

那麼最可能的原因就是：因為她的牙肉比較容易發炎。

於是，我一面幫她洗牙，一面告訴她一些事……

「妳有沒有發覺，每個月有幾天，牙肉會特別厲害流血？」

她眼睛睜大看我一下，似乎在同意我說的話。

「不是月經來那幾天，而是來之前那幾天對不對？」

她微微點頭。

「那就是『高溫期』啦，那幾天的體溫特別高，有些女生還會很毛躁，想打人。」

她揚揚眉毛表示同意。

「妳們女生呢，每個月的週期有幾種荷爾蒙在影響妳們，高溫期那幾天的荷爾蒙會令牙周病變得更厲害，因為引起牙周病的細菌很喜歡它，所以在那幾天，**原本有牙周病的牙肉**會更加流血。」我慢慢的說，好確定她聽到了，「那種細菌是我們人體共生的細菌，我們沒了它也不行，它也陪我們陪到死為止。只不過如果你留太多食物給它，它就會變得很壯大，再加上有荷爾蒙的刺激，它就更活躍了！」

高溫期那幾天的荷爾蒙叫黃體激素（Luteinizing hormone），它的分子結構跟引起牙周病的細菌喜歡的一種成分很像，令細菌誤判，變得比平日活躍。

所以，原本有牙周病的女生（再三強調：「原本有」的才會）會在高溫期那幾天更厲害流血，有的甚至誇張到舌頭碰一碰就流血。

這就是為什麼前一篇文章的小女孩，在來經後會有這種症狀，她可能是荷爾蒙失調，也就是荷爾蒙的分泌錯亂了。

順便一提，高溫期也是避孕期，此時的卵子已經不能受精。

所以如果女性朋友每天早晨好好量自己的體溫，畫成一張圖表的話，就能掌握自己身體的變化。女生會發現有幾天會持續一個比平日高一點的體溫，在曲線圖上會呈現一個高原，就是「高溫期」，接著有一天體溫忽然下降，曲線上出現一個小山谷，就是月經來了。

話歸正軌，我問那位女生：「妳現在是高溫期嗎？」

她點頭。

「那我明白了，」我說，「妳還是得回去好好清潔，我等下教你怎樣清，可是，流血要等到高溫期之後才會停止。要是妳一直好好保持清潔的話呢，以後高溫期也不會流血了！」

洗完牙，她起來漱口之後，說：「不用麻煩啦，我來找你洗牙就好啦！」

我一時為之氣結！她怎麼還是沒聽懂呢？

「小姐，不是這樣哦，如果妳沒有每天清理，牙周組織是會一天比一天少的哦！而且，高溫期還會加速破壞哦！」

「也不過那幾天。」

我看她年輕，不知嫁人了沒？有孩子了沒？

「好，如果妳在高溫期，牙肉會流幾天血，那麼將來有一天妳結婚了、懷孕了，會每天都在流血！一直到孩子生下來，才有機會不流血的哦。」

她睜大眼睛。嘿！果然嚇到她了。

「因為**懷孕九個月**，**就等於是處在九個月的高溫期**！因為是同一種荷爾蒙在作用！」

她若有所悟的點點頭：「怪不得啦，我懷孕的時候，牙肉很糟糕，真的是生了孩子才好。」

我乘勝追擊：「如果高溫期那幾天，破壞會加速，那懷孕期間就是九個月不停的破壞！妳的牙周組織很快就減少了。」

「所以人家講懷孕的時候容易掉牙齒？」

她聽過那個傳說。

「妳大概聽說『懷一個孩子，掉一顆牙齒』吧？」

「對呀！」

「不完全對，沒有牙周病的女人就不會這樣子。」我說，「大概古代的人牙齒都很差，有些女人懷孕時，早就牙周病了，在懷孕期間終於『破壞完畢』，牙齒就鬆了。」

她若有所思的，眼珠子滾呀滾的，大概心中正在天人交戰，決定該要在每晚睡前增加多一道清潔手續呢？還是要偷懶吧？

「你還想生孩子嗎？」

「想！」

「那還猶豫什麼？清理就是了！又不是教妳去做壞事！」

我真的有幫過一些孕婦洗牙，牙肉不管怎樣都流血不止的，要生產後才會改善。

這些年甚至有報告指出，有牙周病的孕婦，還會增加流產的風險！

牙肉之所以呈現粉紅色澤，是因為有豐富的血管。要是牙周發炎，細菌就可以直接從牙周組織侵入循環系統，進入血液，如此血液中也可以偵查出細菌，我們叫

「菌血症」（Bacteremia），就是不該有細菌存在的血液中有了細菌的意思。

細菌隨著血液流遍全身，入侵最脆弱的部位，如動過心臟手術的部位（比如人工瓣膜）；或攻擊老年人效能降低的系統（如肺臟和腎臟），或經由臍帶侵略胎兒！

故事還有。

提到「生一個孩子，掉一顆牙齒」的傳說，還有一個更荒謬的故事！

有一次有個女人來檢查，我一瞧：怎麼少了這麼多牙齒？

牙周病嗎？不是，只有輕微牙肉發炎（正式名稱叫「牙齦炎」），牙結石也不多，更沒深入牙肉口袋（正式叫「牙周囊袋」）的牙結石……

如果她當初是因為牙齒鬆動而拔牙的，那麼一定是因為牙周的骨頭減少了，現在那些無牙的牙床骨應該又低又窄才是……可是那些失去牙齒的部位，牙床骨並沒很低。

我問她，那些牙齒是為什麼拔掉的，是因為鬆了嗎？

「沒有哇，我的牙沒有鬆過。」

那麼，是因為牙痛嗎？以前那些老人家都等到牙痛才去找牙醫，去找牙醫就一定拔牙，這些人教育出來的後代大多也抱持相同態度，我在猜想是不是這種情況？

「沒有哇，我的牙從來沒痛過。」

「那你為什麼這麼多牙齒被拔掉了？」

「因為生孩子呀，」她說，「我們鄉下的護士說：『生一個孩子，要拔一顆牙齒』，所以就幫我拔掉了。」

我快暈倒了。是不是我聽錯還是什麼的？

我知道有些鄉下不夠醫生，由衛生單位派去的護士掌大權，可是……我再問一問好了。

「是有人傳說『生一個孩子，掉一顆牙齒』的，不過那是有牙周病的女人才會呀！」

「不是的，」她認真的說，「那護士說的，生一個孩子一定要拔一顆牙，不然對孩子不利。我也覺得奇怪，不過為了孩子好，還是讓她拔了。」

這是怎麼搞的呀？一個口耳相傳的謬誤，居然被扭曲變形成這個樣子?!怎麼會從不幸「掉牙」變成主動「拔牙」了？

「那你還被拔了不只一次呢！」我太驚訝了，忍不住激動起來。

「對呀，生一個拔一個，有一胎還拔了兩個。」

「妳怎麼這麼乖，就任她拔呀？難道妳不會覺得有問題的嗎？」她可不是看起來傻愣愣沒知識的女人，而是兩眼精明的知性婦女呢！

這位婦女，也可能只是敗給了她對孩子的愛心，令她一時昏了頭。不幸的是，她生下那幾個孩子的時候，都遇上同一個護士。

我想起青少年玩的文字接龍：第一人說了一句話，第二個人要把話傳下去並改掉一個字或一個詞，如此一直傳下去，最後都看不出原本的意思了。

傳言可怕，可是無知比傳言更可怕！（無知，我指的是那位鄉下護士）

# 為什麼洗了牙這麼快髒？

病人會問我們形形色色的問題，有的問題真的讓我聽了當場愣住，心想：「他們是怎麼想東西的呀？」

比如說，我在電影院遇到幾天前剛洗過牙的老菸槍，見到我，劈頭就問：「你怎麼洗牙的呀？為什麼洗了之後這麼快又髒了？」

這什麼怪問題呀？他那口菸垢把我折騰得多辛苦，洗乾淨之後再骯髒是我的錯嗎？當然是你自己沒刷乾淨啊！

我當然沒這麼回答他，此人身上刺青，講電話時滿口粗話，向他解說時有聽沒有懂，會問出這種沒邏輯的問題，恐怕再天才也回應不了他。我只問：「你回家有沒有依我教你的方法清潔呀？」

「有！」說著，眼神亂閃，接著比手畫腳，「你洗了更髒，以後不找你了！」

我很高興他這麼說，心裡安心了不少。

我寧可教導肯學習的人，也不願浪費時間在這種不講理的人身上。

好吧，為什麼洗了之後這麼快又髒了？因為我幫你洗了牙之後，就應該輪到你自己每天維持我清乾淨後的現場了。

洗牙之後，多快會變髒？答案是：馬上！

你只要吃個東西、喝杯飲料，就髒了。

洗牙就有如請個清潔工來幫你家大掃除，清潔工將你家打掃乾淨後，多快會變髒？答案是：馬上！

所以只消每天維持一下，就可以讓你家保持乾淨，說不定連大掃除也免了。

有人還會告訴我：「平常不用清嘛，每半年找你洗牙，一次清理掉，不就更方便嗎？」

「的確很方便，不過這半年來破壞掉的牙周，還有蛀出的蛀洞怎麼辦？」我回答他，「如果你有清潔，這一切說不定都不會發生呢。」

很多人只注重牙齒，卻缺乏保護「牙周」的觀念。

「牙周」就是「牙齒周圍」，是牙齒的地基。

破壞地基，當然是先從外面破壞到裡面，堆積在地基周圍的食物會腐敗，就會令地基逐點逐點腐蝕，牙齒就慢慢失去支持。

破壞的速度會有多快呢？

病人常常問我這種問題。

同類的問題有：「你補的牙可以耐多久呢？」「你洗的牙可以乾淨多久呢？」可以比擬的同類問題有：「我買這輛車可以開多久呢？」「我這個新女朋友可以交往多久呢？」還有「我買這本書可以看多久呢？」

你覺得我比喻得不對？對不起，在我看來是同一類的問題：沒有標準答案，端看使用者如何使用。

補的牙可以耐多久？在於補之前破壞得有多嚴重？補牙時的條件好不好？補牙後如何使用、如何保養、如何清潔？這說起來可以寫一篇長篇的申論文。

對不起，離題了，回到主題：牙周破壞有多快呢？

**食物堆積的時間有多長，破壞的速度就有多快**。這個道理應該很容易懂。

所以，清理牙齒最重要的守則是：**減少食物堆積的時間**。

再者，每個部位清乾淨固然重要，「何時清？」也很重要。

第一，睡前清。每天睡覺前的清理，是一天之中最重要的一次。因為睡覺時口水分泌很少，如果有殘餘的食物，產生的破壞物則有更高的濃度，在你睡覺時加速破壞。

我每次教導病人如何清理之後，一定告訴他睡前清理的重要性，緊接著就問他：「如果睡前清理了，早上一早起床要不要清？」

「要～～」大多數的人都這麼答。

「那請問你要清掉的是什麼？」

「晚上睡覺時會有骯髒啊！」「有細菌滋生啊！」他們會想出各種各樣的理由，捍衛這個理念，「當然要清呀！」但就是說不出該清掉的是什麼。

「好吧……那麼你吃了早餐後有刷牙嗎？」

「吃了早餐為什麼要刷？」「要上班呀，怎麼清？」「之前清了啊！」他們會想出種種不清理的理由，證明早餐後是不需要清理的。

「好吧……你昨晚清理了，你在睡夢中也沒吃東西，你的嘴巴是乾淨的，為什麼起床後要刷牙？」

「咦？」

「早餐後，你滿嘴骯髒，為什麼你不清理？如果不刷牙的話，那些骯髒會堆積多久才被你刷掉？」

「……一直到晚上。」

「對呀！那破壞很可觀呢！十多個小時的骯髒和破壞，中途還會補充新的食物呢！」我強調，「骯髒的時間有多長，破壞就有多久，如此每天累積破壞，那可不得了啊！」

「可是，早起不是一定要刷牙的嗎？」有的人仍有困惑。

「好，我們來比喻一下，你會先洗澡洗乾淨身體之後才去打籃球嗎？」

「不會。」

「你會把手洗乾淨之後才去玩沙嗎？」

「不會。」

「那就對了，那為什麼我們要把牙齒刷乾淨之後才去吃東西呢？」

其實，病人會有這麼根深柢固的錯誤觀念，是因為從小就被植入這種觀念了，以前小學課本就這麼教！小孩子就理所當然的接受了！

直到今天，我女兒的小學課本依然在寫著這兩個自相矛盾的句子：「早上起床要刷牙。」「刷牙是為了把牙齒上的食物殘渣去掉。」我的女兒還因為她的牙醫爸爸從小教導的觀念，在「早餐前或早餐後刷牙？」這條題目上被老師扣分。我跟老師討論，告訴她正確的牙醫觀念，她只搖搖頭：「不知道，跟住標準答案就好。」

就因為有這些天才的教科書作者，我們的孩子才一代一代的錯下去，感謝他們！牙科永遠不缺病人！

有時候，這種觀念太牢固，一時不容易摒除……「可是，早上起床時，嘴巴會臭呀！」有些人還會固守最後一道防線。

「好，我們來想一想，為什麼會口臭？你早上起床時，嘴巴裡有什麼不舒服的感覺？」

「嘴巴乾……」有的人在回答的同時，也恍然大悟了。

「所以喝水就行了！」我說，「經過一整晚好幾個小時沒喝水，身體很缺水，我自己就會在起床後喝下兩大杯水，而且哦，腸子一潤濕了，馬上想上大號，一整天就舒服舒服啦～」

「呵～原來如此。」許多人都為早上那次大號而煩惱，試試看吧，喝兩杯水，很有好處哦！

不特此也，最近讀到文章說早上的血液較濃，易造成突發中風或心肌梗塞，起床喝水可令血液恢復正常濃度，大大降低風險。

記住了，起床喝水可能會救了你一命。

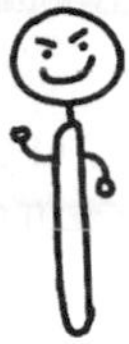

## 害人傳聞2：我老，所以我掉牙

高齡七十的老婆婆，口中僅剩的幾顆牙齒搖搖欲墜，已經沒有多少骨頭支持了。

如果拍X光檢查，搞不好會看到牙根周圍根本沒有骨頭包圍，或只有可憐兮兮的一點骨頭拎著牙根末端。

我見她口中沒假牙，這有兩個可能。

一是她脫掉假牙了。有的病人，在坐上診療椅之後，就會將假牙、眼鏡全部脫下。其實我會希望他們先戴著，別忙著取下，因為我想知道他的假牙長得什麼樣子？跟其他牙齒之間的情況？還密不密合？有沒有裂痕？咬合面磨損的程度？假牙戴在口中，可以給我很多資訊，幫助接下來的診斷；而眼鏡不拿下來，我就可以遞給她一面鏡子，讓病人觀看自己的問題。

當然，尚有另一個可能是，她根本沒有假牙！

我問她：「阿婆，妳的假牙呢？」

「嘿，我沒有做假牙的！」阿婆搖搖手，「等牙齒全部掉完了，一次做！」

一次做？這是個「方便」的想法，卻是個大錯特錯的想法。

我看了看她很久沒有牙齒的牙床，隨著時間流逝，骨頭的高度減少了（變低了），寬度也減少了（變窄了）。這是長期沒有壓力施加在牙床上的結果，簡單說一句，就是成語「用進廢退」的意思。

「阿婆，只怕等到妳想做的時候，我也不幫妳做了。」

她一時錯愕：「為什麼？」

「因為到時妳可能已經沒有骨頭可以戴假牙了。」

牙床骨是支持假牙很重要的因素，高的牙床骨才能被假牙抓得穩。

那牙床骨為何會變低呢？

一是前述的**用進廢退**。牙齒被拔掉以後，坑洞大約需要三個月才變平、變穩定，其間牙床骨會往坑洞方向縮小，所以會變得較之前更低、更窄。如果接下來沒有壓力施加在上面的話，骨頭的反應是慢慢變得越來越少，因此越年輕被拔掉的地方，骨頭退得越低。

二是一**開始就變低了**！若是牙周病的牙齒，那麼牙齒就會因為鬆得太厲害而被拔掉！亦即牙床骨越發炎越少，最後牙齒都太搖了，才下定決心拔掉的。

所以，如果這位阿婆想要「等全部掉完才做假牙」的話，我們聽起來就是「等牙床骨全部退得低低沒有支持了才做假牙」，根本是不可能的任務！

通常當他們在漫長歲月中終於等到牙齒全部鬆完之後，他們的牙床也變得十分平坦，只有一層薄薄的黏膜蓋在骨頭上面。如此不但假牙戴不穩，即使勉強戴上去也會刮傷牙床。

長期以來，牙醫界也在企圖解決牙床太低戴不上假牙的問題，過去有人發明方法，在牙床骨植牙，不過只能植入很短的植體，然後植體中裝有磁鐵，藉以吸著假牙中的磁鐵。

過去也有方法，也是植體，從底下穿過下巴往上固定（別忘了由於牙周病，下巴也很薄了），在牙床骨上突出植體，再把假牙放在上面。

不過，別說這種治療價格不低，成功率也不算高（因為條件差），而且叫老人家接受手術，只怕他身體受不了。

所以說，一開始有照顧好，不令牙齒壞掉，才是上上之策！

老人家聽了我的說明，忍不住說：「每個人老了都會掉牙齒的不是嗎？」

所以，這又是觀念問題了。

反正別人也會這樣，那我這樣就不稀奇了對吧？

「對不起，這個說法是錯的，」我說，「我見過很年輕牙齒就鬆掉的，也見過年紀很大但一口好牙的，所以人老了會掉牙這個說法不成立！」

我見過最年輕而且牙齒全部掉光光的人，僅有二十三歲！

他來要求拔牙的時候，我根本不用「拔」他的牙，只消用一把小鑷子，就可以輕輕的把他已經「躺」在牙床上的牙齒夾起來了。

他幾乎失去了所有牙齒，剩下的兩三顆也全部是躺著的，根本沒有骨頭抓住它們，牙床是完全平坦的，跟全口無牙的老人家一樣。

「能不能做假牙？」這名男子還一臉輕鬆的問。

「牙床全部變平了，戴不上假牙呢。」

「哦，那就算了。」

我對他的態度挺訝異的：「你完全沒牙了，怎麼吃東西呢？」

「就平常這樣吃呀。」那麼他是用牙床互相摩擦，根本切不斷（前牙功能）、咬不碎（後牙功能）食物，而且牙床也會被磨破、磨粗，會長期受傷呢。

二十三歲就搞成這個樣子，實在太驚人了！

我問他：「你究竟一天刷幾次牙？」

「哦，我從來不刷牙的。」

「小時候也不刷嗎？」

「對啊，我從小就沒用過牙刷。」

我投降。

怪不得他可以習慣在這種條件下吃東西，因為他從來不曾像普通人一般吃東西！

他提供了我一個參考，從來不刷牙的人可以在二十三歲完全沒牙，距離第一次換恆牙（男生平均六歲）有十七年，距離最後一顆乳牙換掉（平均十二歲）僅十一年。

我最後幫他拿掉的是下排的小臼齒，也就是最後換的恆牙。

他是一個「控制組」（Control group），亦即在實驗中不加入實驗因素（在此是「刷牙」）的組別，用來對照加入因素後有什麼差異。

好啦，現在他一顆牙都沒了，所以他永遠不會再蛀牙了。

他在診所附近的一間汽車服務中心工作，有時我走路經過去搭捷運時會望見他，依然是沒有假牙，對顧客咧嘴一笑，就是一口鮮紅色的牙肉。

嗚呼！

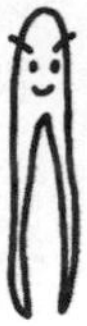

# 流血不能補的牙

很多病人一坐上診療椅，就說：「有洞了，要補牙。」

或「以前補的掉了，要補牙。」

事情沒那麼簡單，不是有洞就補的。

一個蛀洞能夠被你自己發現，一定是大得你能用舌頭感覺得到，用肉眼也看得見了，那肯定不是小洞。

如果不是小洞，那通常是同一個位置不斷堆積食物，才有機會讓蛀洞形成的。這應該是人人都明白的常識。

但是，如果蛀牙發生在牙縫，那可就不一樣了。

牙縫常堆積食物，若沒用牙線清理，會同時破壞牙齒和牙肉，牙齒會蛀牙，牙肉就會發炎流血了。

如果蛀洞旁邊就是發炎流血的牙肉，那麼流血一定會沾到蛀洞，也會在補牙時沾到補牙的材料。倘若材料是白色的人造樹脂（Composite resin），那它根本沒辦法跟牙齒好好結合；要是材料是傳統的銀粉（Amalgam，正式名稱是「汞齊」），混了血液也會影響它硬化後的結構。

在牙肉容易流血的情形下，我通常不會馬上為他補牙縫的蛀牙，而會要求病人先把牙肉清理好，不流血了才補牙。

怎麼清理呢？用牙線深入牙縫，清理牙肉深處，也用牙刷刷到牙齒邊緣的牙周囊袋，只需每天乖乖的照著做，一星期左右就不流血了。

當然，這也要看你一開始的流血有多嚴重……也不一定，為什麼呢？

我曾經有好幾位牙結石像城牆般又厚又多的病人，教了他們清理方法後，一星期後回來，所有牙肉都變回結實的粉紅色，用牙線深入也不流血。

但是，有更多牙結石不很多且牙肉流血不太厲害的人，一星期後回來，牙肉像我完全沒教過他清理一般，依然紅腫流血，還形成了新的結石（新結石較白，容易被探針刮掉）！

為什麼呢？這是心理，是人性。

情況嚴重的人，比較有驅動力去清理，因為擔心牙齒真的會鬆掉。反之，沒意識到問題嚴重的人，就會疏於清理，反而比牙周病嚴重的人更慢痊癒！

所以，洗牙後一星期才補牙（只限牙縫蛀牙），完全可以看出一個人對自己的牙周病問題有多關注。

如果勉強為他們補牙的話，我們就會面臨材料補不上、補了不穩、補了容易再蛀等問題，病人不會怪他自己，他們總會把錯失怪在其他原因，原因從別人補不好牙到沒喝夠牛奶都有，總之就是不怪自己沒好好清理。

幸好，大部分的病人聽了我的說明後，都願意回家好好清理，讓我在下一次約診可以有好品質的牙肉，以補上好品質的牙。

畢竟，他們都是理性的。

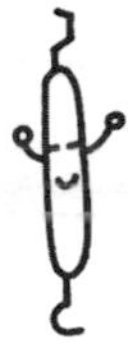

# 看看你對幾項？有關牙周病的誤解總整理

請勾選下方的句子，看看你有多少觀念是相同的？

1 □ **牙肉會流血是因為刷牙刷傷了。**
2 □ **使用牙線不可以深入牙周囊袋，因為會造成牙肉流血，造成牙肉萎縮。**
3 □ **年紀大了，牙齒就會鬆掉。**
4 □ **洗牙會把牙縫洗寬。**
5 □ **使用牙線會令牙縫變大。**
6 □ **只要定期洗牙，牙齒就沒事了。**
7 □ **牙肉會流血是因為缺鈣。**
8 □ **只要使用漱口水就能令牙肉健康。**

勾完了嗎？請翻下一頁。

對不起，以上全部都是錯誤的觀念。

你勾選得越多，表示你錯得越徹底。

以下是正確的觀念：

**1和2和7**：牙肉流血是因為牙肉發炎得太厲害，而牙肉發炎是因為沒將牙周囊袋清乾淨。牙周囊袋必須要用牙刷斜刷，以及用牙線徹底清到底部，才可以維持乾淨。

**3和5**：否則的話，牙周組織（包括牙肉和牙床骨）會因發炎而慢慢減少，造成牙縫變大、牙根支持變少，最後的結果就是牙齒鬆掉！

**4和6和7**：如果長期沒將牙周清好，長期堆積軟軟的「牙菌斑」會因口水中的鈣質而鈣化，形成硬硬的「牙結石」。一旦洗牙洗掉牙縫中的牙結石，露出早已因為牙周減少而變大的牙縫，病人往往會產生「洗牙洗大牙縫」的誤解。

**6和8**：所以，我們如果每天把牙齒和牙周都正確的清理好，根本就不會產生牙結石！那就不必要洗牙了！至於漱口水，只是輔助之用，最重要還是清理！

不過，你並不知道你清理得好不好，所以還是定期找牙醫檢查一下比較安心啦。

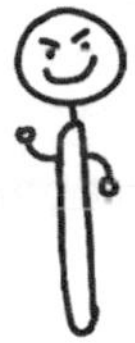

# 好吧！來正確的清理吧！

很多人以為用牙刷就夠了，而牙線只是偶爾用用的額外項目。這麼想的人是大錯特錯矣！清理牙齒一定牙刷和牙線都要用！兩者不能互相取代，因為它們各自只能處理不同的部位。

而且，請注意，牙刷和牙線都必須清到牙肉底下的囊袋，好預防牙周發炎。

> 牙刷→刷三個面：咬合面、外側（頰側）、內側（舌側），包括牙齒表面和牙周囊袋。
>
> 牙線→清一個面：**牙縫兩側**的**牙齒表面**，清到牙肉下方底部。

對於牙刷的要求有二：短頭（只蓋到兩顆牙）、軟毛。

首先為何要軟毛？因為硬毛（甚至中毛）比較容易刷傷牙齒，而我們能刷得掉的骯髒也是軟的，若是牙菌斑硬化成牙結石之後，即使用再硬的刷毛也刷不掉。

而且牙刷有沒有力不是根據軟硬，而是根據刷毛的彈性。

基本上，新牙刷一定有彈性，用久了就失去彈性呈開花狀，就別再用了。正常平均三個月開花，如果太快開花，那一定使用得太暴力了，即使用軟毛牙刷也能刷傷牙，把牙齒磨掉一層！

然後第二個要求是短頭的牙刷。

很多人以為牙刷刷頭越長可以一次刷越多牙齒，其實是不可能的，這點用簡單的數學就能理解了。

數學原理是：兩個點可以連成直線，超過兩個點則未必可以連成直線。

當刷頭蓋到三顆牙的時候，可能有一顆已經沒被完全覆蓋了，那顆牙就會變成總是沒被刷到的牙，特別容易蛀掉，這種事尤其在不整齊的牙齒特別明顯。

即使牙齒是整齊的，牙齒也是排成曲線，長的刷頭等於長的直線，如何能跟曲線好好重疊？頂多只有「切線」（tangent line）碰到，所以還是只有兩顆牙。

所以除非你的牙齒是排成直線的，不然就乖乖選用短頭牙刷吧。

這就是**「刷牙三式」的第一式：兩顆兩顆順序刷，刷完一面再一面**。

上下各有三個面要刷：咬合面、頰側（或唇側，總之朝向臉頰或嘴唇的那一面）和舌側（朝向舌頭那一面）。

一個一個面刷，刷完一面再一面，比如先刷下排的咬合面，兩顆兩顆從一端刷

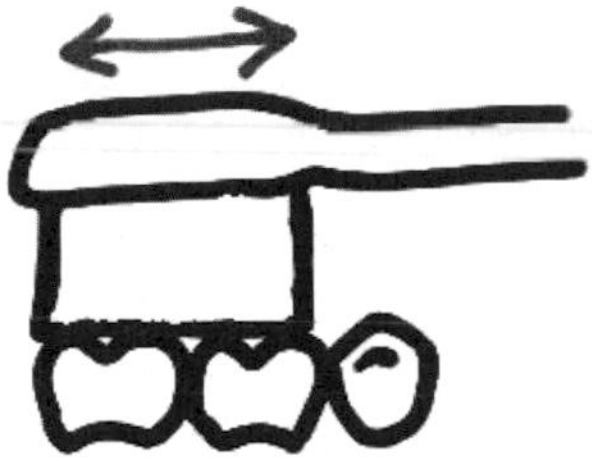

牙刷的頭要短，因為只需要蓋到兩顆牙、刷到兩顆牙。

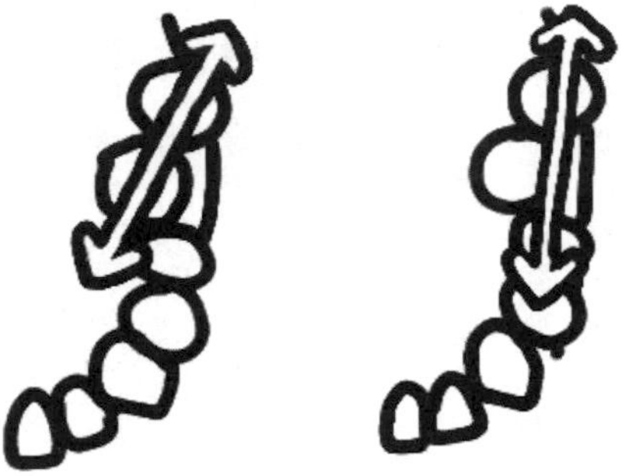

一次刷兩顆，兩顆都在同一條線上。一旦超過兩顆，就可能有遺漏沒刷到的牙。

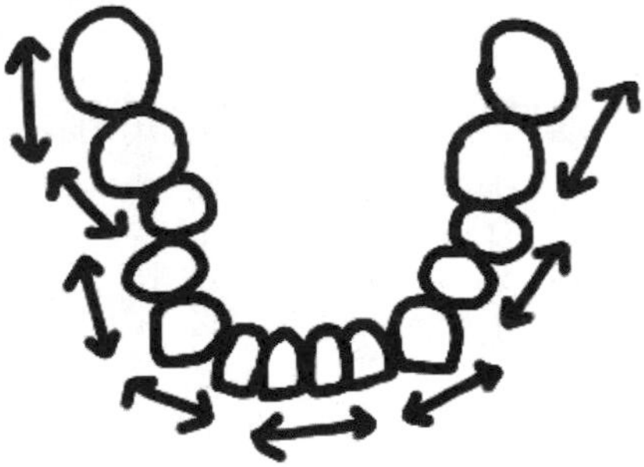

如此兩顆兩顆順著順序，從一端刷到另一端，完成了一個面再刷下一個面，就不會有遺漏沒刷的部位。

▲刷牙一式：兩顆兩顆順序刷

至另一端，再刷頰側，然後舌側，接著刷上排……你可以自己排順序，排順序的好處是不需要記得刷了哪一顆（哪記得那麼多？），只需順著順序，一定刷得完。

接著要解決刷牙沒刷到牙周囊袋的問題，這是牙周病的最根本原因。

一般人刷牙齒側面時，會將牙刷橫擺，結果刷毛根本沒碰觸到牙縫和牙周，無論刷得多勤力，骯髒都仍然留在牙縫和牙周之處。

如果牙刷橫擺，又加上用力橫刷，還會將牙齒的頸部刷壞，刷得凹進去，變成一條溝！這種磨損的齒頸部會十分敏感，碰碰冷水都會酸軟！

要解決這問題很簡單，只要將牙刷斜放，斜向齒頸部貼著，跟牙齒表面的曲面呈切線（又是數學哦！），刷毛就能輕易進入牙周囊袋，也能進入牙縫的曲面。

以上只是說明該如何擺放，接下來才是該如何「動」。

如此正確斜擺之後，只要輕輕的按摩，牙周囊袋內的牙菌斑就被清出來了，牙齒表面也同時被清乾淨。

以前學校保健會教人「向上刷」，其實這個動作不足於清潔牙周囊袋，還是「按摩」比較完整。我的病人口操中文、英文、馬來文的都有，但只有中文「按」然後「摩」才能完全傳達這個動作。

這就是**「刷牙三式」第二式：側面斜斜貼按摩**。無論頰側或舌側，皆是輕輕斜貼然後按摩，同樣是兩顆兩顆順著順序刷。

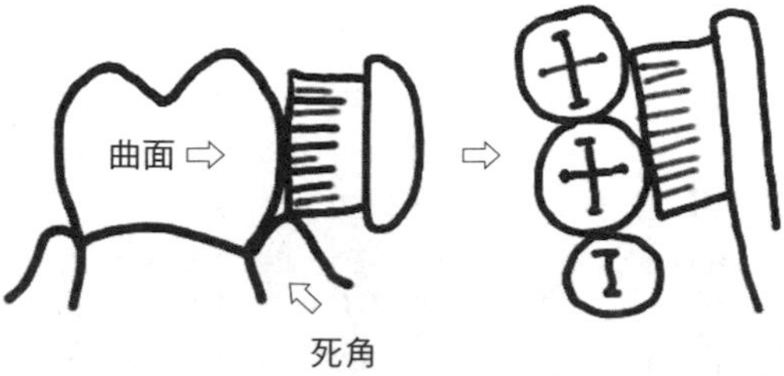


橫放的刷毛無法進入牙周囊袋和牙縫的曲面。

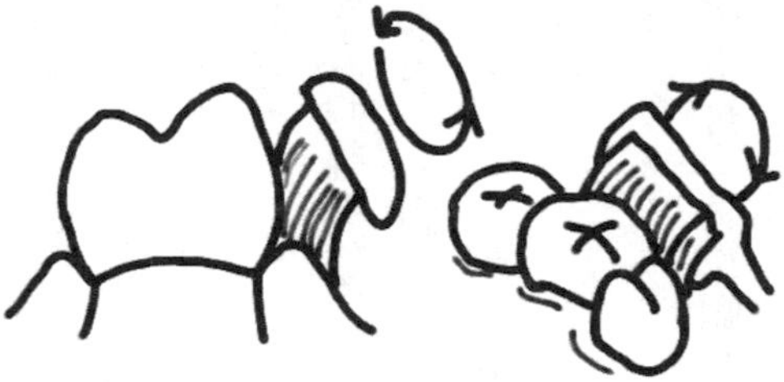

斜放牙刷，令刷毛方向與牙齒表面呈切線，則刷毛可進入牙周囊袋和牙縫的曲面，接著輕輕以按摩方式刷走牙菌斑。

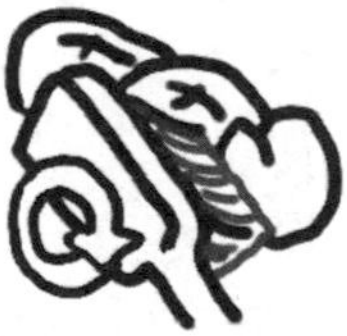

頰側刷完，別忘了以同樣方式刷舌側。

## ▲刷牙二式：側面斜斜貼按摩

這是德國牙醫師Bess提倡的刷法，台灣叫「貝氏刷牙法」。電動牙刷也是德國發明的，君不見電動牙刷小小的刷頭會轉動嗎？所以使用電動牙刷時也必須斜貼牙齒，否則刷毛一樣刷不進牙周囊袋哦。

但是，斜刷的方法到了前牙舌側就失效了。

所謂「前牙」就是門牙和犬齒，它們的形狀是扁的（其他是圓的），舌側有凹陷，像盤子一樣。這種形式會令斜放的牙刷無法完全蓋住舌側。

若是橫著放呢？更糟！更多空隙。

此時只好**直放**，**與前牙舌側平行**，動作呢？同樣是按摩，而且是**一顆顆按摩**。直放按摩可以刷到前牙舌側的凹陷，也可以刷到牙周囊袋。你可以想像成洗碗的動作，你的手一定會在碗盤內轉動，才能洗乾淨碗盤。

這就是**「刷牙三式」第三式**：專刷**前牙舌側**，**貼著按摩**的動作。

如果是直拉或橫刷，刷牙路徑都碰不到舌側的凹陷面和牙周。我們替人洗牙時，就常常看見前牙舌側的凹陷面和齒頸部堆積了牙垢，完全可以猜出病人是用直拉或橫刷的直線動作來刷牙的。

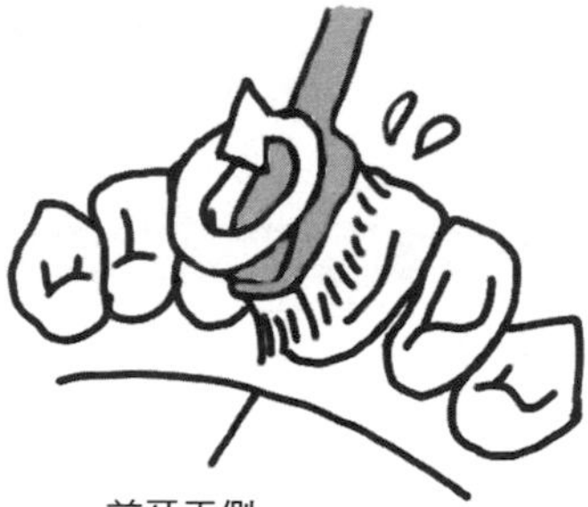

前牙舌側

此時有人會驚問：「哇，一顆顆刷豈不很耗時間？」其實不會，因為不論是一

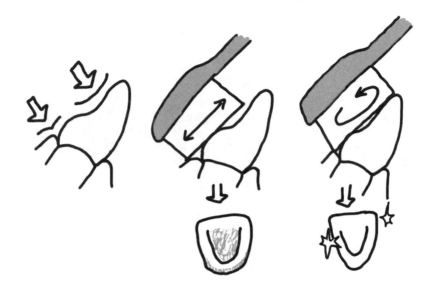

前牙舌側不是平面，有凹陷也有牙周囊袋。

直刷的話，凹陷和牙周都沒碰到，牙垢依舊。

必須按摩才能完全刷到凹陷和牙周，可想像洗碗動作。

## ▲刷牙三式：前牙舌側貼著轉

顆顆去刷前牙舌側，或兩顆兩顆刷其他部位，都完全沒浪費時間在沒刷到的部位，我們用最少時間刷完所有表面，這才叫「有效率」（effective）！

用完牙刷之後，仍有一個地方尚未清理：牙縫！

只有牙線可以清到牙縫，同時預防牙縫的蛀牙和牙周病：

（一）牙線經過兩牙**接觸點**，預防接觸點的蛀牙。

（二）牙線貼著**牙縫兩側的牙齒表面**，將黏在表面上的牙菌斑刮掉，預防產生牙結石。

（三）牙縫貼著牙齒表面，並一直延伸進**牙周囊袋底部**，預防牙周發炎。

有些人告訴我：「牙線不好用的，怎麼都清不到後面！」

我給他牙線，叫他清給我看，結果他兩手握拳、手指並攏抓住牙線，拚命想把兩隻手塞進嘴巴！

「你想把拳頭放進嘴巴呢！放得進才怪啦！」他自己用錯方法，卻要怪罪牙線不好用。

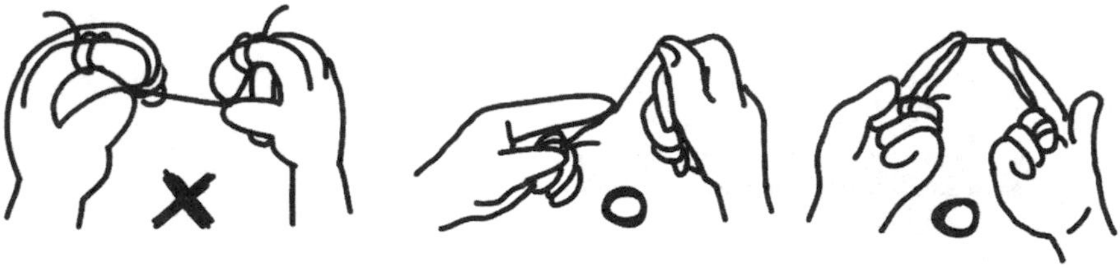

▲用牙線清理牙縫

應該把手指頂在牙線中間，用手指操縱牙線。用哪一隻手指？這可沒規定，能用的手指都行，而且可以隨意換手指，這隻不行就用另一隻。

要特別提醒的是：牙齒的形狀是圓柱形的，所以當牙線貼牙齒表面時，**牙線應該是彎彎包住牙齒**的，如此才能碰到轉彎處。否則就如我常看到的，牙齒之間的牙肉乾淨了，惟有齒頸部轉彎處仍然堆積了牙結石，就知道他的牙線是直直貼著清理的。

我檢查牙結石，常常第一個檢查的地方就是前牙，因為許多人全口都沒牙結石，就只有前牙牙縫仍有結石！因為前牙牙縫往往特別需要更大的動作去包住牙齒，才能將曲面完全包住清理。

更加錯的是，有的人用牙線直直清理牙縫中間的空位，卻根本沒碰到牙齒表面，如此根本避免不了牙菌斑硬化成結石。

好了，有關清理的方法，在此全部說完其來龍去脈了，讓我們來簡單回顧一下：

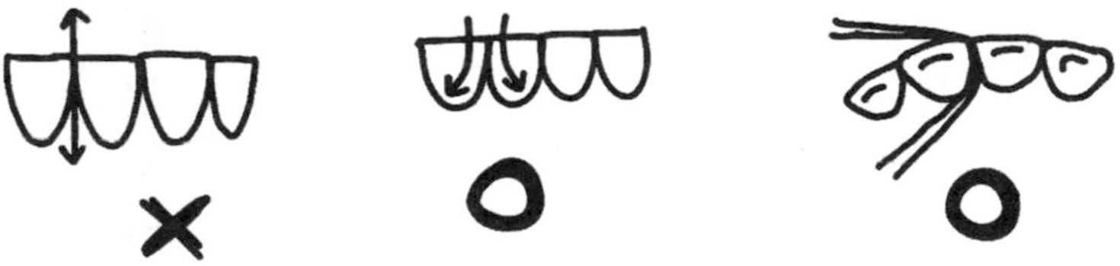

▲用牙線清理牙縫

**刷牙三式：**

（一）短頭牙刷，兩顆兩顆順著順序刷，刷完一個面才刷下一個面。

（二）刷頰側和舌側時，牙刷斜貼，輕輕按摩，同第一式般兩顆兩顆刷。

（三）前牙舌側平貼按摩，一顆顆刷。

（四）牙線包著清理牙縫兩旁的表面，直至牙周囊袋底部。

何時是刷牙的最佳時機呢？

基本原則是：骯髒堆的時間越長，則破壞越大。所以清理是為了令骯髒沒時間去破壞。

如此，睡前的清理最重要，刷牙和牙線都用，則整個睡眠時間都不產生破壞。

睡醒時，嘴巴仍是乾淨的，所以睡醒也不必刷。如果覺得口臭，大概是好幾個小時沒喝水，嘴巴太乾了，那就去喝兩杯白開水吧。

早餐後，牙齒髒了，應該清理，否則骯髒會一直堆到晚上才被刷掉，途中破壞時間很長。

好啦，就這樣而已！加油吧！

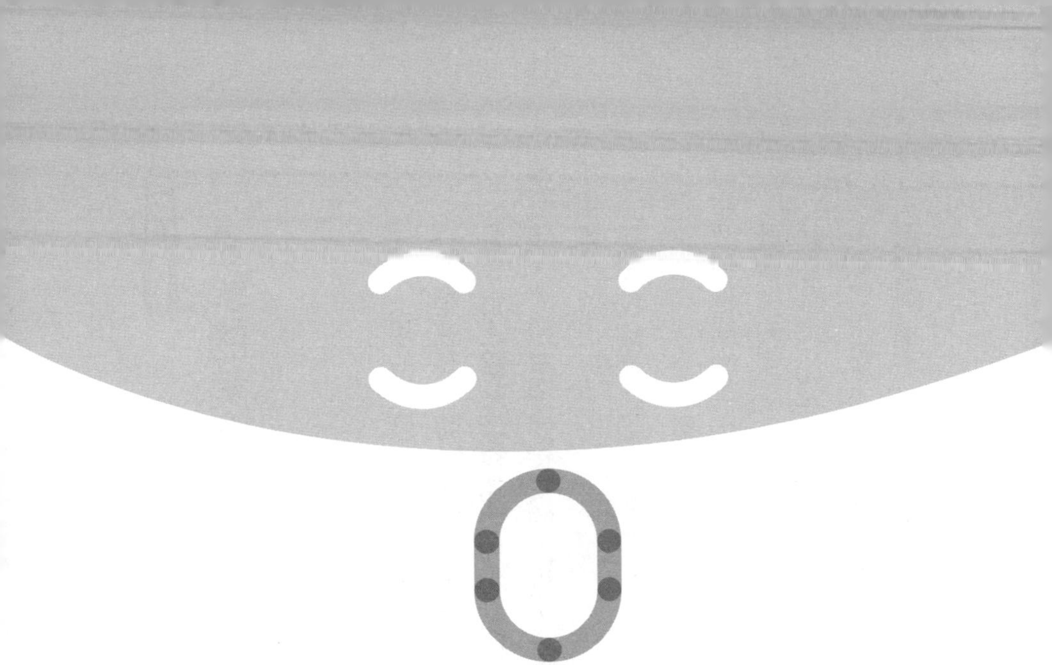

# 其實沒有蟲哦！【蛀牙篇】

# 酒醉的美女

在二十年的經歷中，印象中只看過兩個堪稱「完美」的人。

一個是在實習時，我在台大醫院初診部門遇上的。

當年台大醫院牙科部門分成九科，「初診」是病人進門第一科。病人在此接受檢查後，才依其需要接受的治療，分配到各科去複診或約診，有些很緊急的就得馬上處理。

那天我檢查到一位女生，她身材嬌小，一進來就滿臉笑容，令我眼前為之一亮。

我依例問她：「牙齒有什麼問題嗎？」

她斯文的笑說：「沒有，我剛懷孕了，醫生要我來牙科檢查。」

原來如此，很少人會在看牙醫時發出如此甜美的笑容的，原來是因為她洋溢在一片幸福之中呀！包圍在她身邊的幸福氛圍，連我也感受到了。

我請她躺好，為她檢查……牙周有發炎嗎？沒有，真的一點也沒有，沒有牙垢，沒有結石，牙肉也沒減少。

牙齒表面光滑，像剛出廠的一般，完全沒有補過的痕跡。

用探針檢查，窩洞沒蛀牙，用探針去勾每一個窩洞，都沒有卡住探針，去勾牙縫，也平滑得很。

我感動得全身發麻，這種內外兼美的人，究竟是誰這麼幸運娶了她？

我真的找不出任何問題！

好吧，可能因為我是實習生，經驗不足，可能有什麼是我遺漏沒看出來的。於是，我請來我們初診科的鎮院之寶，台大牙科部門元老關媽媽來幫她瞧瞧。

關媽媽是暱稱，她是我們最老的牙醫之一，是牙科創立最初的人物。

我向關媽媽簡述了一下我的發現（就是什麼都沒發現），然後站去一旁，將病人交給關媽媽。

關媽媽很慈祥的問了她一些問題，幾歲啦？懷孕了多久啦？第幾胎啦？

關媽媽也沒檢查出問題。不過，「沒問題」只是表示「現在沒問題」，牙齒保健是一生的事情，所以關媽媽還是好好叮囑她，日後仍要定期檢查，尤其很多女人會在懷孕中和生產後疏於清潔，而出現牙科問題，所以不能掉以輕心。

這麼完美的病人，我在回家鄉開診後，也遇到了一位。

她也是身材嬌小，作風洋化，很美的一個二十多歲女子。長期在歐洲唸書、工作，只有回家鄉才檢查牙齒，因為在歐洲看牙醫的費用實在太高了。

她有定期檢查的好習慣，通常都是從小家裡就有培養這種好習慣，瞭解牙齒健康的重要，所以她的牙齒從小就有照顧好，長大才有一口好牙。

好吧，這是老生常談，可是能夠理解並能執行的人太少了！有些人還會問我：「孩子的新牙全部長完出來了，是不是應該開始保護牙齒了？」

嗚呼！孩子的乳牙換完時，已經是十二歲了，可是，第一顆恆牙在五、六歲就出來了呀！

何況，如果孩子沒在五、六歲之前建立好照顧牙齒的概念的話，到了換牙的時候就來不及照顧了。

可想而知，這女子一定從小就悉心照顧牙齒，也沒有不良的習慣。我看到她的牙齒那麼好，當然大大的讚美，還跟她談了一下，瞭解一下她的飲食習慣。

「我不愛吃糖果的，」她說，「從小沒有吃糖果的習慣，長大了對甜食也沒特別嗜好。」

果然沒錯呀。

我們都知道吃糖容易蛀牙，但糖還不是最重要的因素。

**蛀牙真正的原因是酸**。

所有食物在口中分解之後，都會產生酸，而糖是最快變成酸的食物！

我們小時候在科學課都上過酒和酸醋的製造過程，其實是差不多一樣的，都是糖的變化，不同的是發酵過程，釀酒失敗的話，就變成醋了。

酸會侵蝕構成牙齒的礦物質，最主要是鈣質。

**簡單來說，就是牙齒被酸溶掉了**。

以前不是曾經流行過「醋蛋」嗎？把蛋泡進酸醋，蛋殼馬上冒泡，那就是蛋殼的鈣質被溶解的過程！

不久之後，蛋殼變成軟軟的一層，因為形成硬殼的礦物質都被溶掉了。

這過程跟蛀牙幾乎一樣，我們在磨開蛀洞之後，也會看到一層軟軟的牙齒組織，要稍微用力才刮得下來，那些軟了的牙齒就是所謂蛀牙（正式叫「齲齒」）。

言歸正傳，後來那女子每年檢查，我都沒查出問題。

有一年她來檢查，我查看病歷，才知道她有兩年沒來過了，怪不得好像很久不見了呢，可能沒從外國回來吧？

可是，當她一張開口時，可把我嚇壞了！

一大堆嚴重蛀牙！

真的是一大堆，而不是一兩顆！

真的是嚴重，不是單純的洞而已，而是整層咬合面酸蝕了一大片，牙齒邊緣**整片整片**蛀掉，更別提牙縫的蛀洞有多大了。

整片消失的牙齒，當然也可能是磨損，而不是酸蝕。

那麼，她究竟發生了什麼事？

她當然知道自己的牙齒有問題，也知道很嚴重，怪不得她剛才進來時，一臉抱歉的表情。

她問我：「還有救嗎？」

我遞給她一面鏡子，讓她自己看。

「蛀洞可以補，希望不要太靠近神經。」我說，「可是妳的咬合面居然整層不見了，那就沒辦法了。」

「那可以做什麼就幫我做吧。」

「可是，妳以前牙齒很好的，怎麼會在兩年內弄成這個樣子呢？」

為了得到解答，我更仔細的檢查，尋找**蛀牙的模式**。

果然，被明顯酸蝕的牙齒都是「後牙」（也就是小臼齒和臼齒。反之「前牙」是指門齒和犬齒），而且越後面越接近喉嚨的牙齒則酸蝕得越嚴重。

這是一個很簡單的推理：酸在何處，就酸蝕何處。

她的酸蝕模式是從後面到前面越來越輕微，最後方的最慘烈，表示酸是由喉嚨來的。

答案呼之欲出：嘔吐。

她曾經有一段時間常常嘔吐，而且嘔了都沒清理，才有機會讓後面的牙齒被酸蝕。

我向她解釋了這個推理之後，她一副恍然大悟的樣子，然後告訴我，她的確有一段時間常常嘔吐。

「為什麼呢？」我問她。

「因為失戀。」她說。

「咦？」我還真沒料到有此一答。

「那時候人在英國，失戀了就天天喝酒，喝了就吐，吐了就睡倒在地面，也沒去刷牙，跟你說的一樣。」她揮揮手，「都過去了，現在不會傷心了。」

我嘆口氣：「不要再這樣傷害自己了，妳以前一口好牙，現在都回不來了。」

她笑著對我說：「傷心也沒用，還是照顧好自己比較重要，對吧？」

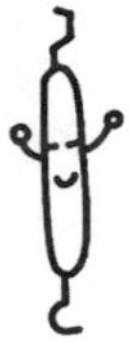

# 蛀個不停的人

他大概四、五十歲，穿著正式的西裝，舉止端正，看來是位收入不低、教育程度不低的男士。

但是他有一口爛得很可怕的牙齒。

每一顆都蛀牙，每一顆都蛀得像經過戰火摧殘般慘烈：咬合面的蛀洞像從裡頭炸開的凹坑，牙齒周圍像被整片刮掉的牆壁，牙齒和牙齒之間如同爆破過的隧道……

從來沒見過如此悽慘的狀況！

這種叫「猛爆性蛀牙」，就是突然變劇烈的全面性蛀牙。

他的嘴巴很乾，尋常人潤濕的口腔，他沒有。

「你一天喝的水很少嗎？」

他搖頭：「很多。」

「有沒有超過一千西西？」

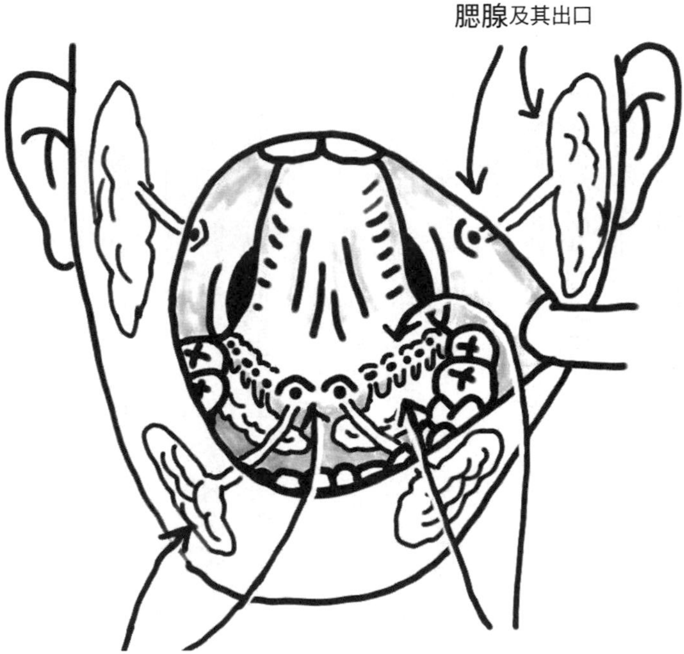
腮腺及其出口
顎下腺及其出口
舌下腺及其出口

▲主要的唾液腺

「超過。」他用字很少，不太愛說話。

「一般上，年紀越大的人，可能會口水越少，尤其是女人。」我告訴他，「可是，你都不是，為什麼嘴巴會那麼乾？」

「我鼻咽癌，做過電療，醫生叫我來看牙醫。」

原來如此，我明白了！

所謂「電療」就是「放射線治療」，將放射線從不同方向照射癌細胞所在的部位，各個方向的放射線較弱，但是幾個方向集中的點會有最強的放射線將癌細胞殺死。

雖然各方向的放射線較弱，但沿路經過的組織仍然受到了影響。

口腔中的口水從好幾個「唾液腺」分泌，最重要的腺體有三個，分別以它所在的部位命名：下巴有「顎下腺」，舌頭底下有「舌下腺」，臉的兩側有「腮腺」。其中最大的是腮腺，分泌最多口水。

還有幾個較小的腺體如舌底邊緣、兩頰、嘴唇等等。有時咬傷嘴唇，會咬傷口唇裡面的「唇腺」，之後生出一個半透明泡泡，其實就是分泌口水的小管結了疤，令口水流不出來，脹成了一個小泡泡，很痛。

他的鼻咽癌位於頭顱中間，放射線照射的方向正好有在兩頰、經過口中分泌最多口水的「腮腺」！腮腺殃及池魚，遭到放射線破壞，變得萎縮，口水的分泌也大大的減少，變成「口乾症」（Xerostomia）。

缺少了口水的稀釋，附在牙齒上的牙菌斑變得更乾、更濃、更沾黏，更不容易清理。

缺少口水的中和作用，牙斑菌變得酸性更強，更快酸蝕牙齒。

結果是，牙菌斑怎麼堆積在牙齒上，蛀牙就蛀成什麼形狀。

除非他每一次吃過東西之後就立刻清潔，不令牙菌斑有機會形成。

治療他的問題，我依例先從洗牙開始，幫他把牙結石、牙菌斑全部清好。想當然耳他的牙肉也流血了，所以也教他回家清理的方法，這樣子就已經超過半個小時的看診時間了，只好約下次補牙。

望著他一口慘狀，還真不知先從哪一個牙齒開始才好？思考一番之後，決定先從蛀得快到神經的蛀洞開始，而且每顆牙都有兩到四處蛀牙，這樣補下來，花了好幾個診次才整理完畢。

每一次約診，我都會注意他的清潔工夫做得如何？通常只要牙肉不流血，就是清得很不錯了。我見他果然照顧得不錯了，就說好半年再檢查。

半年後，例行檢查，他又帶來了一口嚴重蛀牙！就如同我從來沒處理過一樣！而且還在補牙的材料邊緣，發生「二次蛀牙」，亦即補過又再蛀！不過當然不是蛀在材料上，材料是不會蛀的，蛀掉的依然是牙齒組織。

由於材料邊緣蛀掉，有的材料脫落了，有的邊緣還像被剜過似的蛀了一大片，真是筆墨難以形容！

我又約了好幾次的診療，才把他所有的新蛀牙補完，不過由於口乾症依舊，他的牙菌斑依然黏稠，他的蛀牙速度依然飛快。我一個星期跟他處理一次，四、五次處理下來，已經超過一個月，新的蛀牙又產生了！

補牙的速度根本追不上蛀牙的速度！

後來再跟他約半年，回來時又是一堆蛀牙！我看了都快崩潰了！

我問他清理的習慣，確定他有依我教的方法刷牙和用牙線，他說有，但我每次約診都看見滿口牙菌斑，不像有努力的樣子。（記得有一次真的清得很乾淨，證明他其實是辦得到的。）

「你應該比別人更努力，應該在每一餐之後都要清理，完全不讓牙菌斑有機會產生，否則蛀牙的速度真的太快了。」

他依舊西裝筆挺，但表情疲憊，整個人似乎了無生趣，一如他第一次來一般。

他說：「醫生說不能拔牙，不然早知道會這樣，我就拔光它。」他已經被自己的蛀牙搞得很煩了，因為每一次來到都是大工程！

電療後的骨骼不健康，復原能力很差，怕拔牙後的傷口有骨頭壞死的現象，所以不能拔。

如果電療前發現有牙周病會搖動的牙齒，或已經蛀到神經的牙齒，醫生會要求先把這些牙齒拔掉，免得電療後無法妥善處理。

「又不需要這樣想，」我勸他，「你只需要做一件非常簡單的事：每餐之後清理。不困難的。」

蛀牙和牙周病都始自於牙菌斑的產生，而牙菌斑產生有三大因素：食物、細菌和「時間」。

其中**最最重要的因素是「時間」**！

你沒有辦法避免食物，但越精製的食物越容易沾黏，造成逗留在牙齒和牙肉上之後越不容易清掉，增加了牙菌斑逗留的「時間」。

你沒有辦法根絕口中的細菌，它們還跟我們「共生」。換句話說，我們也需要這些細菌，但我們讓食物逗留時間太長，讓細菌有「時間」產生牙菌斑，讓分解食物產生的破壞物質有「時間」去破壞。

所以追根究柢，我們要控制的是「時間」。

**清理的目的，是讓它沒「時間」去破壞**。

「你們牙醫沒辦法救我的牙齒嗎？」

「我們一直在救呀！」我說，「但你要弄清楚這個概念，我們有如在修車，但開車的人是你，應該保養的人是你，你保養得好，我們就不需要處理了。」

我在第一次見面就解釋給他聽了，但他依舊以為牙醫可以解決一切問題，選擇放棄自己保護，任由它蛀牙。

經過這次，他沒再出現了。

我不知是他癌症復發了，還是安靜的等待牙齒蛀光，由於沒再見到他，我也無從知道答案了。

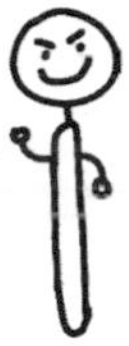

# 老闆娘的喝水方式

老闆娘是位很勤勞的女人，每天接送孩子上課，還到家裡開設的麵店去幫忙。先生忙的時候，她也幫忙煮麵，一整個上午下來，不知道煮了多少碗麵。

向來很愛惜牙齒的她，自從我教過她怎麼清理之後，每天都很用心清理。

我的概念是：我把該做的都做了之後（補牙、拔牙、假牙等等），接下來就是你自己該清好了，如此舊的問題已經修理好，而新的問題不令它產生。

即使如此，仍然應該定期檢查，因為舊的問題未必已經全部處理了，有的還太小，可能半年至一年後才會變得明顯；另一方面，也要檢查看看清潔得好不好。

就這樣，老闆娘每半年檢查，一直都維持得不錯。

但是，有一天她忽然匆匆約診，說牙齒痛了。

牙齒要痛，還必須蛀到神經才行，幾個月前的檢查都沒見到新蛀洞，以前補過的大洞也沒二次蛀牙，難道是補過的大洞終於壞到神經了嗎？這是不足為奇的。

不，不對勁，是另一個大洞！蛀了半顆牙！在左邊下面最後的臼齒，在兩顆牙接觸（容易塞食物）、有較深牙周囊袋（容易囤積食物）的地方。

我回頭查看病歷，距離上次檢查才三個月！究竟發生什麼事了？

檢查之下，老闆娘的後牙布滿了一層又厚又乾的牙菌斑，跟前述那位電療過的癌症病人一樣——「口乾症」。

是什麼引起她口乾呢？我知道她是位很注重健康的人，不可能會不喝水的。

「妳一天喝多少水呢？」我還是得問她。

「最少兩千西西，有時還三千。」

「可是妳的口腔很乾，不像有喝水的樣子，為什麼呢？」更年期之後的女人也有可能口乾，不過老闆娘還剛生過孩子呢！「妳想想，只有妳最清楚了。」

她想了想說：「有時我很忙，一個早上都沒喝水，到了中午才一次灌下一千西西水……」

「那就是了！」我說，「妳站在火爐前面工作，流很多汗，嘴巴一直很乾，留在口中的牙菌斑就很乾，就會發生這種大面積的蛀牙了。」

我常去她家的店吃麵，知道她平常不是負責煮麵的工作的：「妳什麼時候開始負責煮麵的？」

「最近兩個月，老公忙後面的廚房，我就接手前面煮麵了。」

兩個月，足夠了。

「老闆娘，妳把一瓶水放在身邊，口渴就喝，重點在一直保持口腔潤濕，像我的話，就會每看一兩個病人就喝一杯水。」其實有時沒病人，也會忘記喝水啦……

我盡力幫老闆娘補好牙之後，再三檢查她的牙齒。

那些齒頸部周圍的白色帶狀就是叫人擔心，那些白得質地像粉筆的「白斑」，就是長期被酸蝕的牙齒表面，質地脆弱，很容易蛀進去。

果然，不到三個月，老闆娘又來了，這次是另一邊的臼齒，同一個面，同一種蛀法。我的惡夢成真，「白斑」真的擴大成大洞了。

我想確認她的習慣是否有改變：「老闆娘，妳喝水……」

她截道：「我現在改了，現在擺一瓶水在旁邊了。」

「之前沒有嗎？」

她搖頭：「回去工作一忙就忘了，沒有照你說的做。」

太好了，不好。

太好了是因為終於確定還是同一個因素，不然還真費猜原因；不好是因為她又蛀出個大洞了。

我幫她補好之後，這次要約她一個月複診，好確定她有做好喝水的程序了。

一個月後，她厚厚的牙菌斑不再附在牙齒上了，口腔也如正常一般潤濕了，不過那些令人不安的白斑是永遠不會消失的。往後好幾次複診，我都不再見到猛爆性蛀牙的現象了。

她令我憶起另一個病人，是位健壯的中年男人。他很照顧牙齒，自從我幫他處理完他的問題，又教他清理的方法之後，連續好幾次半年的複診，都找不到新問題。

有一次他約診前來，我查看病歷，看到固定半年檢查的他，這回竟隔了一年以上才來，而且很多蛀牙！

他的牙齒上有許多白斑，充分說明了他曾經有過長期酸蝕的狀況。

他很苦惱：「我一直照你教我的方法清理，為什麼會這樣子？」

我見他向來紀錄良好，想必是發生了什麼事才導致如此。

「我知道你向來很注重口腔衛生，你好幾次的半年例行檢查也沒問題，那可能是你有**連續幾天沒清乾淨**，才會有機會蛀出來的，回想看，有發生過這種事嗎？」

他想了一下，說：「我有動手術，住院一星期。」

「住院都沒刷牙嗎？」

「躺著不能動，沒起床去刷牙，又沒喝水，只是靠打點滴。」

那就是了，蛀牙的條件都齊了。

這就是為何定期檢查那麼重要了。

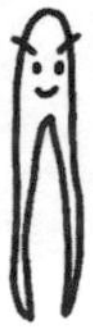

# 蛀在起跑點上

一個媽媽帶著一個憂心忡忡的小男孩來，說她兒子牙痛。

當我們看到這種情景時，就知道：「挑戰來了！」

如果一個小孩會大步走向診療椅，從容的坐上去，我會很感激他的父母。因為他們培養了一位自信無畏的小孩，讓我可以好好治療他的問題，而他也能夠有一副可以好好使用的牙齒。

但是，如果一個小孩是憂心忡忡的，那我就會擔心待會他能不能跟我配合好？不管是大人或是小孩，他的配合度絕對影響治療的效果。

小孩可能從來沒看過牙醫，卻會害怕牙醫，可能是因為大人常常用牙醫來嚇他（「不聽話就帶你去牙醫拔你的牙！」），害我們變成「懲罰者」的角色。

或是大人言談之間提到牙醫時，負面的評語影響了小孩（「牙醫弄到我很痛！」「我很怕去找牙醫。」），等孩子真的需要見牙醫，你才跟他說「不用怕，不要怕」就沒有說服力了。

小孩之間的訊息交換也可能互相影響（「昨天媽媽帶我去看牙醫，很可怕哦……」），造成他們還沒見過牙醫，就心生恐懼了。

當然，也可能小孩之前真有過不好的經歷，比如說他之前牙痛，牙醫就二話不說拔了牙，那驚嚇的程度可是會留下深深的陰影，甚至影響那人一輩子，終其一生不敢找牙醫，任由牙齒蛀爛至盡。（真的見過很多這種人！）

所以，當一個媽媽帶著一個憂心忡忡的小男孩來，並且說她兒子牙痛時，我第一件要處理的不是他的牙痛，而是他的心理。

第二個要處理的是父母的牙科知識程度：他們對孩子們的牙齒究竟有什麼認識？

有時候，我先不讓小孩躺下，叫他站住張嘴給我看。（有些小孩連這樣都不肯張嘴）他張開了，呼！口無完齒，每顆都蛀得亂七八糟，像被鏹水潑過一般，而且最後面的臼齒像炸開了一個大洞，裡頭牙髓都露出來了，當然痛！

小男孩的媽媽一臉不在意說：「把它拔掉吧！」怪不得小男孩會害怕！

我對她笑笑：「他現在幾歲？」

「六歲，要換牙了。」很好，她知道六歲會換牙。

「妳知不知道這顆牙要等到十二歲才會換？他還得用六年。」

他媽媽的眉頭都揚起來了：「不是六歲就換牙的嗎？」

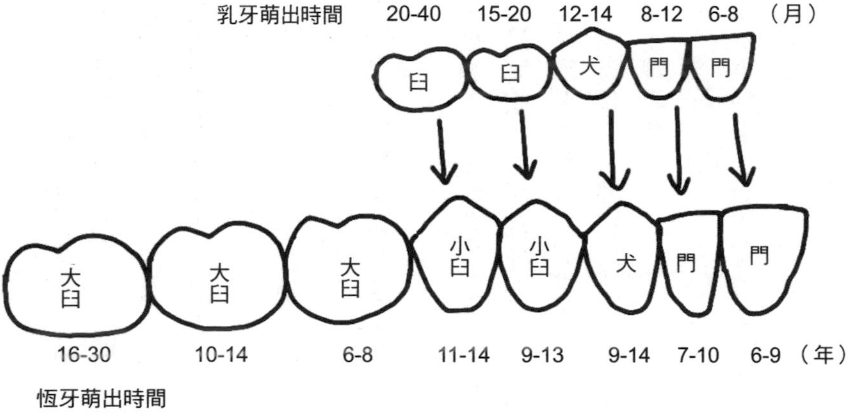
乳牙萌出時間
20-40
15-20
12-14
8-12
6-8
（月）
臼
臼
犬
門
門
大臼
大臼
大臼
小臼
小臼
犬
門
門
16-30
10-14
6-8
11-14
9-13
9-14
7-10
6-9
（年）
恆牙萌出時間

▲牙齒萌出時間

第一顆乳牙大約在嬰兒六個半月大時萌出，通常是下排中間門牙先萌出，然後是上排中間門牙，如此從外到內，一一依序萌出，直到大約兩歲半萌出最後一顆乳牙（第二臼齒）。

「乳牙」有二十顆，將嘴巴分成上下左右四區的話，則每區五顆。

「恆牙」有三十二顆，四區各八顆，從外至內為：兩顆門牙、一顆犬齒、兩顆小臼齒、三顆大臼齒。第三大臼齒就是所謂智慧齒。

兒童大約五、六歲開始換牙，一般女孩比男孩早，女孩五歲、男孩六歲。

第一顆換的牙就是第一顆萌出的乳牙：下排中門牙。然後上排中門牙。

上下排換牙順序不同，標準是：下排從外至內依序換；而上排換了門牙後，會跳過犬齒，先換臼齒，最後才回頭換犬齒。如果上顎空間不足，上排最後換犬齒時不夠空間，造成犬齒凸出，看起來尖尖的，一如八、九十年代流行的日本美少女。

最後一顆乳牙約在十二歲才換掉，所以乳牙是要使用很久的，不能輕易蛀掉或拔掉。

恆牙比乳牙來得大，所以乳牙時期最好牙齒之間空位很大，不但日後能留位子給恆牙，也比較不容易在牙縫蛀牙。不過無論如何，乳牙最後兩顆臼齒一定會緊貼，很容易在早期就牙縫蛀牙蛀到神經，但卻是最後才換掉的牙。

乳牙有二十顆，不可能換成三十二顆恆牙，所以恆牙的三顆大臼齒是不經過換牙的。

恆牙第一大臼齒大約在六歲萌出，約在第一顆乳牙換牙（中門牙）的同時。

恆牙第二臼齒大約在十二歲萌出，約在最後一顆乳牙換牙的同時。

恆牙第三大臼齒大約在十八歲萌出，約在人生準備進入社會的同時，所以叫智慧齒。

以上萌牙的規則，是我們判斷該如何處理乳牙的重要參考！

說，「六歲是開始換，每隔一段時間換一顆，大約十二歲才換完。」我平心靜氣的

「一旦拔了這顆牙，他馬上就沒牙齒吃東西了。」

「不然怎樣？人家不是都拔掉的嗎？」

「不是，」我搖搖頭，「我們會做根管治療，把牙齒的神經拿走，讓牙齒保留下來，一直用到換掉為止。」

「就是抽神經是嗎？」

我個人對這些「民間名詞」挺感冒的，有人說「抽神經」，有人說「挑牙根」，都是粗俗且不能具體描述這個療程的名詞。有時我會叫人根據這錯誤的名詞想像一下，結果他們都被「抽」和「挑」這些字誤導了。

「根管治療，」我強調，「就是把牙齒裡面清理好，沒有了神經，就不會痛了。」

「不用這樣麻煩啦，拔掉就好了啦！」我看到小男孩的眉頭緊皺了一下，心裡覺得他好可憐。

「對不起，我不拔。」我這麼一說，嚇了她一跳，「我不會去拔明明可以救的牙齒，我不能承擔它的後果。」

「以前的人不是拔了就算的嗎？」她好像有點軟化了。

「以前的人不懂，等到牙痛了才找牙醫，去找牙醫都要拔牙，這樣是不對

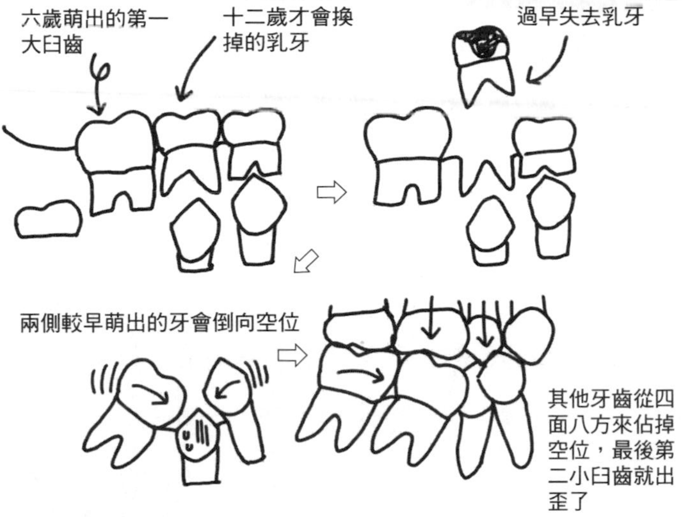
六歲萌出的第一大臼齒
十二歲才會換掉的乳牙
過早失去乳牙
兩側較早萌出的牙會倒向空位
其他牙齒從四面八方來佔掉空位，最後第二小臼齒就出歪了

▲過早失去乳牙令恆牙不齊

的。」我說，「一旦這孩子的牙齒被拔掉，其他的牙齒就會全部都亂掉了。」

我告訴她，每顆牙都有它該換的時間，如果提早拔了，現存的牙齒會歪倒向空位，將來先長出來的牙齒會佔領掉空位，最常見的問題就是她兒子的這顆牙！（見附圖）造成日後第二小臼齒嚴重傾斜。

見母親態度軟化，我轉頭問小男孩，畢竟他才是主角：「你的牙有沒有痛？」他點頭。

「咬東西會痛嗎？」點頭。

「不咬的話痛不痛？」搖頭。

「那你敢不敢去咬它？」搖頭。

我又轉頭告訴他媽媽：「他一咬就痛，所以沒辦法吃東西。」

「怪不得……」她略有所悟的說，「怪不得他不愛吃東西，原來是牙齒不舒服。」

我擠了擠小男孩的手臂，薄薄的肌肉沒有彈性：「妳看，他沒吃東西，怎麼長大？他看起來比同年齡的孩子矮，而且很瘦。如果拔了牙，他一樣吃不到東西！」

「可是，牙齒不是遲早要換的嗎？」

「沒錯，遲早要換的，可是妳要他在這往後六年用什麼吃東西？怎麼長大？」

她沉默了。

她是一位母親，不會不理會孩子的健康的。

我兩手輕輕握著小男孩的肩膀：「叔叔不要拔你的牙，要幫你弄得它不痛，讓你可以吃東西，好不好？」他充滿期待的點點頭。

小男孩坐上診療椅了，我告訴他媽媽：「我處理一個給妳看，看看留下來好還是拔牙好？如果妳還是想拔的話，找別人拔去。」

小男孩的蛀牙可不只一顆，且前牙都是「奶瓶性蛀牙」，說明他從小喝奶後就沒清理，奶渣夾在牙齒和嘴唇之間，沿著奶渣附著的形狀蛀了一大片，像被硬生生剝掉了一層。

後牙的咬合面坑坑洞洞，像被小湯匙挖走了幾塊的雪糕，臼齒中間開了個大洞，露出鮮紅色的一團肉，如同一顆小蘑菇……「嘿！他不是第一次痛了！」

「對呀，他時常喊痛。」

「如果剛剛蛀到神經，不是這個樣子的，這是反覆發炎後長成的『肉芽』（pulp polyp），他不知道痛過幾次了，太可憐了！」

很多人從小就是這樣被家長對待的，由於家長缺乏這方面的知識，孩子牙痛也束手無策，就去找牙醫拔掉（其實那年代也沒多少真正的牙醫呢），然後這個「方法」就代代相傳，直到碰上我，被我制止為止。

另一邊的臼齒只穿了一個小洞，洞中就是暴露的牙髓，我知道只要探針一下去，包管小孩跳起來大哭。

「麻醉藥。」我小聲對助理小姐說，她便靜悄悄去準備好針筒，擺在工具皿中。我也不多說話，直接拿起針筒，將針頭伸進那團肉芽中……

以前，學校教我們安撫小孩，告訴他這是會讓你牙齒睡覺的……小孩不是傻瓜，他在緊張之下根本沒辦法明白「牙齒睡覺」這種轉彎抹角的說法，他聽了反而更為恐懼：「這個大人在講什麼？怎麼像在騙人？」

我把針頭二話不說的快速精準插入，同一瞬間將麻醉藥推送進去，讓他在發現疼痛的當兒立即止痛，更為快速有效，他才剛喊叫出來，我就說：「不痛了！已經不痛了！」他感覺果然，於是停止了哭泣。

「才痛一下下不是嗎？」

要告訴孩子事實，不能欺騙他們，不然他不信任你，你也甭想繼續治療了，何況他還有其他會痛的牙齒在排隊呢！

牙齒不痛之後，就是我的天下了……！

於是，用小刮匙挖走肉芽、高速手機磨走蛀牙、用刮針清理牙根根管……太繁瑣了，總之進行根管治療。

孩子一邊的牙齒不痛了，可以先用一邊咬食物了。

隨著一次又一次治療，孩子兩邊牙齒不疼了，就可以盡情咀嚼了。

他媽媽在某次帶孩子看診時告訴我：「我家婆阻止我帶孩子來，說乳牙只要拔掉就好，以前的人都這麼做的，為什麼要來這麼多次、花這麼多錢？」

「那妳怎樣回答？」

「我告訴我家婆，拔了牙就沒牙齒吃東西了，怎樣長大？」

我不禁高興的笑起來：「說得好，這才是為孩子好，他們以前就想不通，現在他們明白了吧？」

「還是不明白。」

「妳看，」我摸摸躺在診療椅上的小男孩的手臂，肌肉已經有厚度有彈性了，「長肉了！因為能咬能吃了，他還會不愛吃東西嗎？」

「現在吃好多，連我家婆都很驚訝。」

「這不就是最好的答案了嗎？」

她促狹的笑容，似乎在盤算著回去要這樣回答老人家。

我轉頭問小男孩說：「現在可以好好吃東西了，很愉快對不對？」即使我的手在他口中清理著一顆大蛀牙，他仍然開心的對我笑，畢竟他在這之前從來沒好好享受過食物。

「我幫你處理好牙齒，並不保證它不再壞掉，你一定要每天好好清潔，好不好？」

他用力點頭。

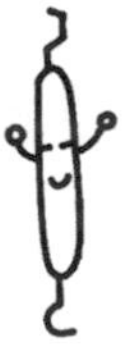

# 如何保護乳牙：對照成人和小孩刷牙

前面教過成人刷牙三式：（一）兩顆兩顆順序刷，刷完一個面才刷另一個面。（二）頰側和舌側用牙刷斜貼按摩，也是一次兩顆。（三）前牙舌側直貼按摩。

幫小孩刷牙時，基本上是同樣的原則，只不過刷的順序不同。

主要原因有二：（一）乳牙比較小。（二）不能讓小孩的嘴巴張開太久。

基於以上原因，我們要把成人三式稍微修改。

由於乳牙比較小、比較短，所以成人要分三次去刷三個面的，乳牙只需一次就刷三個面。方法是：先刷咬合面，然後只消把牙刷斜向臉頰一下，輕輕按摩，就能刷到頰側的牙齒和牙周，再斜向舌側一下，又刷到舌側的牙齒和牙周。

小孩嘴巴不耐久開，所以換一下順序，先刷後牙，再刷前牙。（成人則刷完一個面再刷另一個面）如此三式則修改成：上下後牙三個面→上下前牙舌側→上下前牙唇側。

我們用圖畫來講解一下。

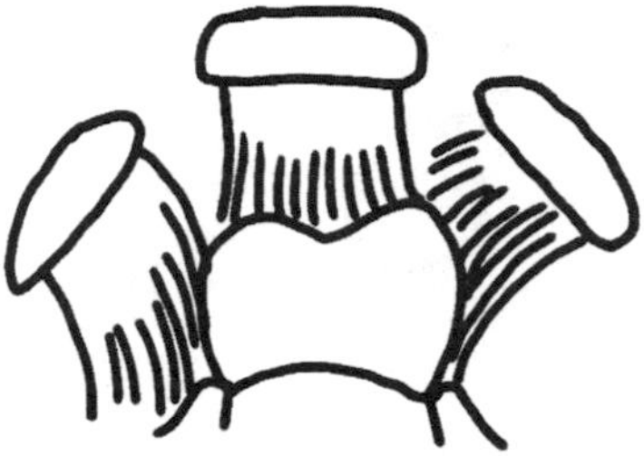

成人的齒列三個面（咬合面、頰側、舌側），一次刷完一個面，再刷另一個面，如此不會有遺漏之處。

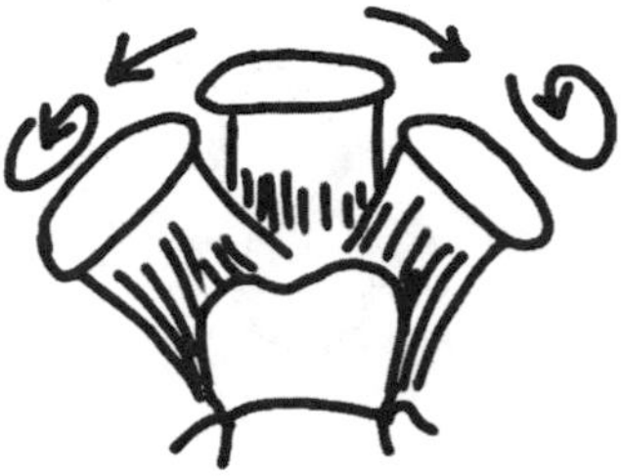

乳牙較短，刷了咬合面後，只需把牙刷稍微傾斜，就能刷到頰側或舌側了。
刷兩側時，別忘了要跟成人一樣刷到牙周囊袋，而且也是按摩刷。

## ▲成人和小孩刷牙的不同

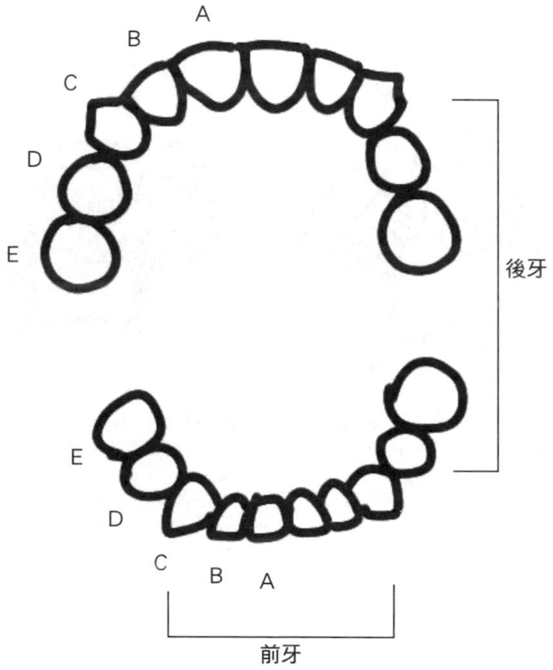


幫他先刷後牙（兩顆臼齒）再刷前牙（門牙和犬齒），因為小孩嘴巴張不了很久。
先刷上牙再刷下牙，因為刷下牙時易刺激口水分泌，很快就滿嘴口水了！

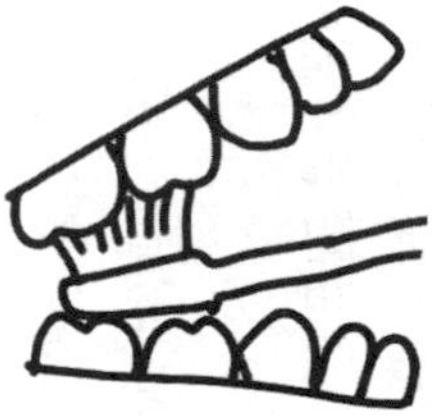

我幫小孩刷牙時，會先叫他「啊」張大嘴，然後牙刷伸去後牙：
先刷左上臼齒三個面→
右上臼齒三個面→
左下臼齒三個面→
右下臼齒三個面

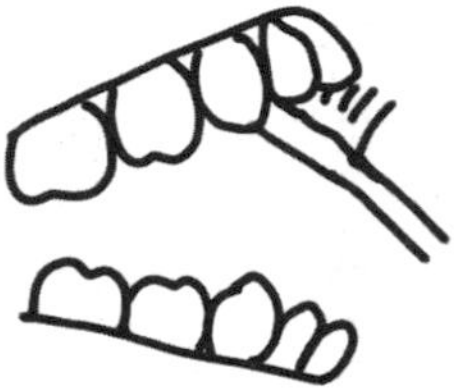

接著嘴巴不用開太大了，去刷前牙舌側，先上後下。
跟成人一樣，牙刷貼著舌側接摩。

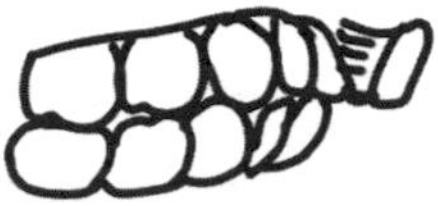

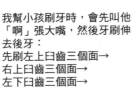

最後可以叫小孩咬住牙齒，讓我們刷前牙的外面（唇側），同樣是斜斜貼住按摩。如果沒這樣刷，很多小孩的乳牙牙周邊緣會蛀掉一整片。

▲小孩刷牙三式

那麼小孩需不需要用牙線呢？要的！

尤其最後兩顆臼齒很容易在牙縫蛀牙，因為兩顆牙貼得較緊，牙刷進不去清理，跟成人一樣。

許多小孩的前牙都分得開開的，牙刷刷得到，前牙就不必用牙線了。

但是，也有許多小孩的前牙緊鄰貼著，非得用牙線才清得到，否則會在牙縫蛀個大洞。

我會叫大人一定要使用傳統牙線，利用手指的靈活動作清理牙縫轉角。但小孩嘴巴小，我們很難用牙線幫他們清理，所以只好改用「牙線棒」了。

幫小孩使用牙線時，請記得跟成人一樣：清牙縫兩邊的牙齒表面，且清到牙肉底下。

講完了，去為你的小孩試試看吧！

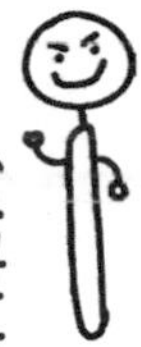

# 父母教育和蛀牙有關？

約莫二十年前，大學畢業後，曾經短期在中壢工作過。當時衛生署要求地方診所服務鄰里，派牙醫師義務為幼稚園生檢查牙齒。這種不賺錢的事，診所老闆當然就派我去了。

我帶了一大包拋棄式的牙醫三寶（口鏡、鑷子、探針），去了好幾所幼稚園檢查，每個小孩用一包新的檢查工具，檢查完了就送給他們帶回家。有的小孩原本害怕的，見到同學在檢查後能收到牙醫工具當禮物，也能控制住懼意，咧開嘴讓我檢查了。

檢查時，我報出蛀牙的牙齒和蛀牙面的代號，由一位跟來的衛生署護士記下，並交給幼稚園老師，叮嚀小孩的家長帶孩子找牙醫治療。

令我覺得不可思議的是，這些小孩全部一百巴仙蛀牙！而且都蛀了一顆以上，有許多根本是蛀得乾脆記錄哪一顆沒蛀的還比較快。

大學時上過「口腔公共衛生學」，談的是以統計方式調查全國口腔衛生狀況，就談過台灣蛀牙率很高的事實。當年戒嚴時代，本來要推行「飲水加氟」，由於全球各地都因為飲水加氟而顯著的降低了蛀牙率。沒想到，當年蔣經國總統正好宣布解嚴，一時言論自由，就蹦出個號稱留美博士大聲疾呼反對，說飲水加氟是政府用來控制人民思想的方法。

這的確是在美國流行過的「陰謀論」，稍有科學知識的人就會失笑：水中加氟如何控制思想？太扯了！可是在解嚴初期，只要一扣上政府控制人民的帽子，就會令無知者失心瘋，一個公共衛生良策居然引起廣大輿論，迫得政府中止飲水加氟計畫，造成台灣蛀牙率依舊居高不下。

更扯的是，這位引發輿論的留美博士，事後一查，竟查無此人，根本不知是打哪兒冒出來的破壞者，殘害了無數台灣學童。

飲水加氟只曾在中興新村實驗性添加，結果只有那兒的蛀牙率很低。

話說回來，我每到一所幼稚園，孩子們都很活潑的大聲喧譁，熱鬧得很，我也被孩子們的熱情逗得很高興。

可是，當我到一所大學附設幼稚園時，卻完全不是這麼一回事了。那所大學在半山上，空氣比污濁的中壢不知好多少。大學之中竟然有幼稚園，想必都是教員或員工子女，每位小朋友都氣質得很，衣服整整齊齊的，不會吵鬧亂跑，坐在各自的座位上做手工、畫圖或看書，令我感覺彷彿進入了另一個世界。

除了一位小孩，特別的頑皮，只有他一個人無法安安靜靜的坐著，四處跑來跑去，還一直走過來逗我；也只有他一個人是衣服髒兮兮的，似乎沒有人在好好照顧他。幼稚園老師大概習慣了他的吵鬧，也不制止他，只是溫柔的叫他好好排隊檢查牙齒。

結果令我大為吃驚的是，這家幼稚園的小孩，幾乎一百巴仙沒有蛀牙！相較於其他幼稚園的無一倖免於蛀牙，這家的孩子個個牙齒完整漂亮，對看蛀牙看厭了的我來說，根本是碰上了奇蹟！

不過，我還是說了「幾乎」吧？是的，就只有那位很調皮且看起來沒照顧好的小孩，滿口蛀牙，跟其餘幼稚園的小孩一樣。

公共衛生學調查有統計過，父母教育程度越高，則孩子的蛀牙率越低。這家大學附設幼稚園無疑證實了這個結論。

可能是教育程度高的父母比較容易接受口腔保健的資訊，從我對不同的父母解說口腔衛生知識的反應看來，的確一些舉止粗魯的父母比較不願意聆聽。不過我的經歷已經是二十年前了，新一代的父母普遍都有受教育，大眾教育程度的差距變小了，情形應該會改善吧？

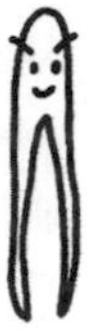

# 你知道我在酸你嗎？

剛才說到喝醉嘔吐的美女，其實我在推理她被酸蝕的原因時，一度有想過是不是**「胃酸逆流」**（reflux）的問題。

不過，「胃酸逆流」通常是長期的，而不像那女子這般是短期內發生的密集事件。

顧名思義，「胃酸逆流」就是胃酸從胃臟流出來，而胃酸當然是不該流出來的。

食道和胃臟的交接處是一個「活瓣」（valve），一種閥口，正式名稱是「賁門」，只提供從食道進入胃臟單方向的交通，反方向則無法打開，胃臟裡頭的東西是出不來的。

問題是，活瓣不知道為何壞掉了，鬆掉了，患者的胃酸會倒流到食道，酸蝕食道，食道便會有火燒一般的灼熱感。

小嬰兒喝奶喝得太飽了，便會嘔奶，因為胃裡塞下太多東西，過高的壓力沖開了活瓣，發生嘔吐。

有經驗的父母知道，奶不能一直灌，嬰兒喝不下時，就得先抱起來撫拍背部，好讓嬰兒「放風」，待他嗝出了一口氣，又可以繼續喝奶了。否則如果強灌的話，必嘔無疑！

說不定胃酸逆流的人是從嬰兒時期就太常嘔奶，弄壞了胃瓣呢。

我遇過各種各樣胃酸逆流的人。

有小孩食量很小，因為他稍微有飽足感就會嘔吐。

有成年人不能吃麵類，連麵包也不行，吃了就胃脹氣，然後就食道灼熱了。

這種由胃酸逆流造成的侵蝕，**主要破壞後牙，越後面（越接近喉嚨）的破壞越大，**越往前則酸蝕越輕微。

長期如此，胃酸經過食道，而食道被反覆酸蝕，最壞的結果是「食道癌」。

所以如果能找出自己胃酸逆流的原因（比如麵食），還是早點留神比較好。

但是，也有其他酸蝕的情況。

跟胃酸逆流酸蝕的特徵（後牙酸蝕）不同，有的病人出現**全口酸蝕**的現象，所有上下前後牙齒都像被刮了一層。

我們必須像偵探一樣，推理造成問題的原因，引導病人回想可能的原因，比如說是不是愛吃酸？或固定有吃酸的習慣？結果往往證明猜得沒錯。

有的人履行健康秘方，每天早上一杯檸檬汁或果醋。

有的人愛吃酸，常吃木瓜酸、芒果酸等等我的家鄉常見的醃製食物。

有的人乾脆將整片檸檬含在口中。

特殊的是，有個人也愛咬檸檬片，不過只咬在門牙，結果是牙齒咬起來後，門牙恰恰好有一道合不起來的縫，正好是薄薄檸檬片的寬度。

喝汽水也會如此，曾見《國家地理雜誌》報導，美國阿拉斯加原住民自從喝過可樂之後，從未吃糖的他們頓時為之瘋狂。每天都有大量可樂運往阿拉斯加，原住民把它當成水來喝。結果當地蛀牙率特別嚴重，原住民的牙齒都被全口酸蝕，變得又短又小。

汽水是「雙重」的酸，它冒的氣泡就是高壓灌入糖水中的二氧化碳，與水結合後就是碳酸，而且糖分在口中也很快被細菌轉變成酸，因此氣泡和糖水的兩層酸蝕，加上飲用頻率很高（記得前面說過的嗎？「時間」很重要），造成原住民的猛爆性蛀牙！

酸蝕的原因太多，我還遇過一位真的不容易猜的。

他是一位三十多歲的黝黑男子，身材健碩，一看就是位以運動為業的人。

很特殊的是，他的全口酸蝕，尤其前牙朝外的那一面酸蝕得最厲害。

我檢查他酸蝕的模式，是愛吃酸嗎？常嘔吐嗎？不，他的酸蝕在口內分布十分均勻。

我提過酸蝕有兩大特徵，一個是「白斑」，亦即牙齒表面有比牙齒更白的白色斑紋，像一塊塊的粉筆。

以前就有牙醫跟病人說是「粉牙」，病人就會以為「因為我是粉牙，所以我牙齒天生就不好，蛀牙是避免不了的」。這種誤解是「反因為果」，病人把清潔的責任推得一乾二淨，歸咎於天生的問題。

其實，真正天生的牙齒不良是少之又少，絕大部分都是清潔問題。

酸蝕的另一個特徵是咬合面不整齊，或像碟子般凹下去的形狀。我們在小學就讀過了，牙齒外殼有兩層，最外面那層是白色半透明的「牙釉質」（enamel，或稱琺瑯質），第二層是黃色的「牙本質」（dentin，或稱象牙質）。

外層較硬、密度較高，第二層較軟。當酸蝕的時候，外層牙釉層先酸蝕，產生白斑。一旦酸蝕進行到第二層的牙本質，速度會變快，反而酸蝕得比外層更明顯的低凹下去，產生白色牆壁包著低凹黃色牙齒的不整齊地形。

如果牙齒是被磨損的，比如磨牙、刷牙太用力、常咬硬物等等，被破壞的表面往往開始是平坦的，當磨損更深時，第二層牙本質損壞更快，也會造成光滑的碟形凹陷。

回頭說這位黑漢子，他全口牙齒的白斑分布均勻，後面大牙的咬合面侵蝕得不平坦，所以是酸蝕沒錯，但奇怪的是：前牙酸蝕得整片平坦，這一點顯得與眾不同。但問到是什麼原因時，他完全沒嗜吃酸的習慣。

「汽水呢？」我問，「汽水很甜，其實是很酸的。」

我跟他解釋二氧化碳溶於水變成碳酸的道理，他聽了之後，忽有所悟。

「我是游泳教練。」他告訴我，「以前我在外地工作，今年才換工作地點，全家搬來這個城市。」

「嗯哼。」

「其中一個主要原因是，以前工作的游泳池，他們加入的氯（Chlorine）太濃了，太嗆鼻，我屢次提出改進，他們都不聽。長期以來，已經對我的呼吸器官造成影響。」

我懂他想講什麼了。

游泳池加進氯氣是為了殺菌消毒，但氯溶於水之後也是會變成酸，而且是鹽酸（化學式HCl）和次氯酸（化學式HClO）的混合物，前者是強酸，後者是與漂白水相似的成分。所以身為游泳教練的他，每天都必須泡在這種水中，並且呼吸它所散發的氣味。

我說：「你游泳的時候，一定會含到泳池的水吧？」
「每天，」他說，「在那裡工作幾年後，我的牙齒就開始敏感了。」
所以他的牙齒是被游泳池溶掉的！怪不得前牙酸蝕特別嚴重！
「現在工作的游泳池比較好嗎？」
「好多了！」

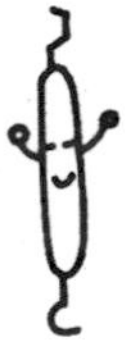

# 預防蛀牙是跟時間賽跑

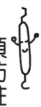

之前說過牙齒和牙周破壞的三大因素是食物、細菌和時間。且來一一檢視……

我們無法不進食，所以一定有「食物」。

我們口腔的「細菌」是無法殺絕的，只要有食物殘留在口中，只要有足夠「時間」，細菌就可以分解食物，產生酸去溶解牙齒，食物腐敗也造成牙周發炎。

所以我們可以控制的是「時間」，不讓它有足夠的時間去破壞，方法當然是清理，用牙刷清理牙齒表面和牙周的口袋，用牙線清理牙縫兩側的牙齒表面和牙周口袋。

但是，不只是這樣而已，清理是「事後」，其實我們也可以在「事前」控制時間。

我們用三個問題來讓你想一想，你可以拉你身邊的家人、朋友或同事一起想。

問題一：給你五顆糖果，把五顆一次放入口中吃完比較容易蛀牙，還是一顆接一顆吃比較容易蛀牙？

問題二：在家吃飯比較容易蛀牙，還是參加婚宴比較容易蛀牙？

問題三：吃蘋果和吃餅乾，哪個比較容易蛀牙？

問題四：早晨刷牙，應在起床後或早餐後？

（請討論好了再翻下一頁）

**答案一：一顆接一顆吃比較容易蛀牙。**

糖分在口中被細菌變成酸，大約三分鐘會發生。

但並不是有酸就會蛀牙，必須要酸到某個程度（pH值低至5.5），牙齒的礦物質成分才會開始溶解，但要達到這個pH值是很容易的。

如果停止進食，大約十多分鐘後，口水會發揮中和作用，口水中的礦物質會慢慢再補充回去。

但如果溶解的速度比「再礦化」更快，當然就發生蛀牙了。

所以，如果將糖果一顆接一顆吃，會在應該「再礦化」的時候再補充糖分，繼續產生酸，阻礙了「再礦化」，讓溶解繼續進行。

如果一次將糖果吃完，那溶解／再礦化的過程只會發生一次，蛀牙機率則降低。

**答案二：同上理，參加婚宴比較容易蛀牙。**

在家吃飯的菜是一次上桌的，自己選擇自己要吃什麼，而宴會的菜是一道道上，跟第一題吃糖果的道理一樣，牙齒才剛要「再礦化」，新的食物又加進來了，新的酸再次產生，阻礙「再礦化」。

**答案三：吃餅乾比較容易蛀牙。**

因為會黏在牙齒和牙周上，延長食物逗留的時間。

不僅如此，食物緊附在牙齒表面的部分，產生的酸就直接傷害它所附著的牙齒表面，酸蝕著它所附著的範圍。要是食物總是習慣性的堆積在同一處，老是酸蝕同一處，就會產生「白斑」。

黏牙的食物有很多種，餅乾、麵包、牛奶等等小孩所愛的食物都是。這些食物通常夾在臉頰（嘴唇）和牙齒之間，**單純喝個水根本沖不掉**，所以白斑通常出現在小孩乳牙朝外的那個面。很多小孩在一、二歲喝奶的年齡就開始蛀了，尤其喝奶粉的小孩，奶粉又黏稠又有乳糖（lactose），因此到大約兩歲半乳牙全部出齊時，先前已出的門牙也蛀得像被剝掉了一層似的，稱為「奶瓶性蛀牙」。

餅乾、麵包、蛋糕等類都是「精製食物」，原料都是加工的，也比較黏稠，容易滯留在牙齒和牙肉周圍。

相反的，蘋果是屬於「粗食」，比較不黏牙，即使同樣含糖，就是比較不會滯留，排除了「時間」的因素。

曾經有人研究非洲土著，他們過去吃樹薯等根莖類維生，雖然富含會轉化為糖分的澱粉，但他們很少蛀牙；一旦開始使用白糖後，蛀牙率則大增。白糖屬於精緻食品，根莖類屬於粗食，同樣含糖，但結果不同。

把黏在牙齒上的食物用牙刷刷掉，將卡在牙縫中的食物用牙線清理掉，不令它有時間產生破壞，將「時間」的因素控制好，就能將蛀牙和牙周病的機會大大降低！

我幫每一位新來的病人洗牙後，都會教他們清理的方法，並叮嚀他們回家一定要實行。只要真有實行的，通常半年後的檢查，都不容易發現牙周病。

但蛀牙呢？

由於已經蛀出來的洞並不會消失，因此半年後，早已經有卻沒被發現的小洞，食物仍然會卡在洞中，任憑牙刷或牙線也無法將食物從洞裡清出，因此仍有變大的可能。即使清得很好了，半年後仍有可能因蛀洞變得明顯了而被發現。

不過，如果一直將每日的清理做得很好，即令新問題不產生，舊問題一個個浮出檯面，並在定期檢查中被處理掉，就有可能維持「零蛀牙」的目標。

蛀牙和牙周病不是病，是一種破壞，是不良習慣日積月累而造成的破壞。只要跟時間競跑，在正確的時機刷牙，很多問題就沒機會發生了。

**答案四：早餐後**。

一天之中最重要的清理應該是「睡前」，因為清了之後，在接下來數小時的睡眠中應該就沒食物逗留在口中，沒機會造成問題。

不過，要是你刷牙後又跑去喝一杯臨睡前的牛奶，那只好請你把牙刷、牙線再用一次，因為牛奶黏牙，並不是漱個口就可以弄乾淨的。

經過清理的牙齒，早上起來也不會髒到哪裡去。

可是很多人卻在起床後馬上刷牙，早餐後卻任由食物滯留在口中一整天，那之前的清理不就完全白費功夫了嗎？感覺上就像洗了澡之後才去打籃球一般，順序上很不合理。

早餐後沒清掉的食物殘渣，滯留多久，就破壞多久。

我曾遇過有人一天只刷一次牙，而且是刷起床那次，表示說他每天只有早上刷牙後那幾分鐘是乾淨的，接著吃早餐就馬上骯髒了。接下來二十四小時沒清理，直到明天早上才刷，又立刻髒了。如此每天才幾分鐘的時間是乾淨的，教他如何不蛀牙？

所以，當你想問「什麼時候刷牙最好？」時，你要考慮的就是「如何讓食物殘渣滯留的時間最短？」那就對了。

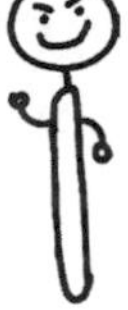

# 一蛀再蛀

初次約診的病人，問他牙齒有什麼問題？

「上次幫我補的牙補不好，變黑了！你看！」

呵，一開始就怪罪人家補不好，很多人都把問題賴在別人身上，這樣比較方便呵？

他可能是對的，也可能是錯的。

「哦？哪一顆？」

「這一個！你看！」他指的是上面的門牙，補了很大的一塊人造樹脂，已經變色了，而且沿著樹脂的邊緣有一條深黑色，再者，樹脂下方有一塊半透明的灰黑色暗影。

各位，其實我剛才說了三件事。

第一件，樹脂變色。人造樹脂本來就會變色，原因是人造樹脂的結構是許多小粒子，如果常飲食有顏色的食物（比如咖啡、茶、巧克力、汽水、果汁等不管天然或人工色素），人造樹脂是會吸收色素的。因此依照個人習慣（常不常碰這類食物？吃了之後有沒有清潔？），變色有快有慢。我也見過補了二十年都不變色的！

第二件，樹脂邊緣的深黑色。這人的蛀洞很大，已經補到連外面也看得見（如果是由牙醫檢查發現的，可能只需補在裡面，外面是看不見的），樹脂和牙齒的接縫無法完全一致，因此樹脂有些浮起，如果刷牙不正確，這些邊緣就會堆積食物，造成牙齒表面蛀牙。

第三件，樹脂下方半透明陰影。那是蛀牙！補牙之後的再次蛀牙，我們稱為「二次蛀牙」（Secondary caries）。他的蛀牙發生在牙肉邊緣，我用探針輕輕一壓，牙肉就冒血了，表示他沒有用牙線清理的習慣！當然會再蛀牙！

且不管他指的黑色是哪件，總之他的牙肉沒清理，補牙邊緣會再度蛀牙是當然之事。

我告訴他：「我也不管之前是誰補的，不過我看到兩件事情，第一是你的蛀洞蛀得太大了才補，是不是平時就沒定期檢查的習慣？是不是等自己發現了一個大洞才找牙醫補牙？」

「當然是有洞才找牙醫呀！」

「沒錯，可是不是等到你自己發現，而是最好在定期檢查中發現，否則等你發現就一定是大洞了。」

「不是人家補不好嗎？」

「我不知道人家補得好不好，現在根本看不出來了。」我說，「我知道的是，剛才說有兩件事吧？第二件就是你牙縫的牙肉很容易出血，表示你沒用牙線清潔牙縫的習慣。當初你會在牙縫蛀牙，就是因為沒用牙線，現在你仍然沒用牙線，當然有機會在補牙的邊緣再蛀進去呀！」

如前所說，我會說服他用牙線清理，直到牙肉不流血了，才幫他再次補這個蛀洞，否則牙肉流的血會影響補牙的！

一位婦女拿著一個牙橋，說牙橋鬆了，掉落下來了，要我幫她黏回去。

牙橋就是連在一起的牙套，通常是拔了一顆牙之後，將拔牙處兩旁的牙齒磨小，然後三顆牙套連在一起套上去，像一條兩側有橋墩、中間是橋梁的結構。

我一看，她那兩顆理應是當成橋墩的牙齒，一個斷了只剩發黑的殘根，一個只剩薄薄中空的牙冠。再翻過牙橋來看，那塊斷了的牙冠還黏在牙套裡頭呢！

「對不起，這個黏不回去了。」

「為什麼？」

「妳自己拿鏡子看，都沒有支持了，你的牙都斷完了，還斷在牙套裡面。」我把牙套湊近給她看。

「咦！為什麼這樣子？是不是那個人沒做好？」

「妳的牙是蛀爛掉的，不關其他人的事。」

「牙齒套起來了還會蛀牙嗎？」

「為什麼不會？牙齒的周圍還是露出來的呀，如果沒將牙周清潔好，當然會從周圍蛀進去啊。」我給她看發黑的牙根，「這裡還可以看到蛀進去的路徑，妳的牙套不是鬆掉了，而是被套的牙蛀光了，不但黏不回去，我還要建議妳拔牙。」

如果沒將牙周清潔好，任何補綴過的牙齒都有可能會再度蛀牙的。

連正式牙醫和正式牙科技工共同合作做出的牙套都會敗給清潔的疏忽，在台灣，過去還常常見到一種「水桶牙」，亦即應該是密合的牙套邊緣，它卻像個水桶套上去一般，周圍是門戶大開的，什麼食物都會塞進去，我們用什麼工具都弄不乾淨，何況叫他自己清潔？

「水桶牙」是密醫幹的好事，他們不是牙醫，而是徒弟跟師父學出來的假牙師父，在過去醫療體系不發達時還被容許存在。現在牙醫知識已然完備，我們就知道過去這一套密醫做法只不過是敷衍之法，只解決當下問題，沒有顧及未來，甚至還幫助蛀牙！

所以不管是補牙或固定假牙（＝牙套），牙周的清潔一定要在補上去之前做好，在補上去之後也要維持！

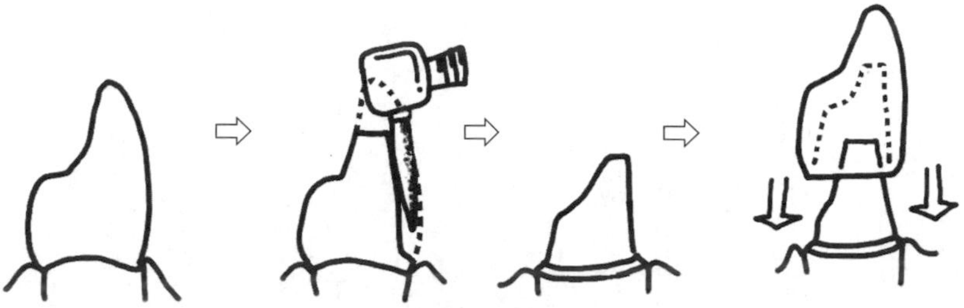

把牙齒修小之後套起來，是為「固定假牙」。
有金屬牙套、瓷合金屬牙套或全瓷牙套。

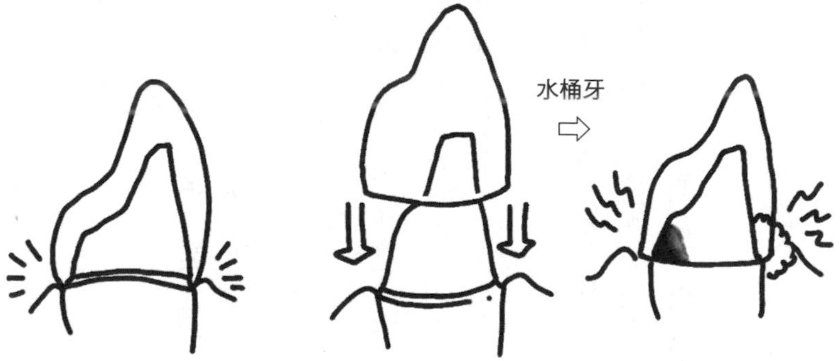


牙套邊緣是跟牙齒密合的，食物不應該會滲入，除非牙周沒清好，造成「再蛀牙」。

但是，密醫的「水桶牙」往往沒照顧好邊緣，食物很容易堆進去，牙齒就蛀定了。

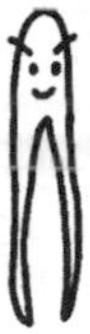

# 你知道就太遲了！

病人進來時，我通常會先問：「牙齒有什麼問題嗎？」

有的是已經感覺到不對勁了，有的則是例行檢查。

例行檢查很好，表示他在意口腔健康，明瞭檢查的重要性。

如果沒有例行檢查的習慣，又已經感覺有問題了，又是初次看診，我手上當然沒有他過去的病歷可供參考，那我一定會問：「有多久沒檢查了？」

「很久了！」

這種回答完全沒有參考價值，所以我會再問：「有多久呀？我不需要精確的時間，給我一個大概，半年？一年？五年？十年？或二十年？」

沒開玩笑，真的有二十年的。

我們鼓勵病人半年至一年檢查牙齒（視其口腔衛生情形而定），因為如果蛀洞有變大的傾向的話，一般半年就可能現形了。

但是，病人本身並不會感覺到，必須要等到蛀洞大得裂開，或蛀到神經開始牙痛了，病人才會明顯的察覺到。

「你平常有定期檢查的習慣嗎？」

「牙齒沒事幹嘛檢查？當然是痛了才來。」

我搖搖頭，坦白的告訴他：「對不起，那你就錯了，你要等牙齒痛，就是要等它蛀到神經才肯找牙醫，因為必須蛀到神經才會痛。要是有定期檢查，說不定我們在問題還小的時候就處理掉了。」

病人聽了，有的竟開始目泛淚光，想必是懊悔的淚水吧。其實他們大多是抱著姑且一試的心態，期望牙齒其實沒事。

「我刷牙的時候，覺得這個地方酸酸的，」他用手指指給我看，「大概有蛀洞了。」

「每次刷都酸嗎？還是偶爾會？」

或「咬會酸嗎？或不咬也酸？」

或「會不會晚上特別酸？」

或「是尖銳的痛，還是悶悶鈍鈍的痛？」

有的病人很驚奇：「痛就痛，怎麼問這麼多？」他還以為一躺下來就可以開始治療了，可是連問題都還沒釐清的話，治療什麼呢？

這些問題很重要哦！它可以提供給我們初步的線索，讓接下來的檢查更為順利，更容易找到問題所在。

我告訴他：「痛有很多種，每一種的意義都不同，會痛未必是蛀牙，可能是牙根暴露了而敏感，也可能是牙齒磨損了而敏感，當然也可能是有蛀洞太靠近神經，或是牙根周圍腫起來了，都可能痛。」

我用彎彎的探針探看牙齒咬合面的凹陷，咬合面上有「溝」和「谷」，都是容易塞食物的地方，食物塞入，不刷牙是清不出來的。一旦在這些凹陷的溝谷產生破壞，蛀牙的發展大概就免不了了。

為什麼呢？原因有二：

（一）這些溝谷本來就不是淺的，它可以延伸進牙齒一～二毫米深度，不過它很窄，探針也勾不進。所以，如果溝谷一旦蛀牙，就不會是從表面開始蛀，而是從溝谷的底部開始破壞。

（二）一旦產生了蛀洞，刷牙、牙線也只能經過蛀洞外緣，無法去除堆積在孔洞中的食物，因此食物腐敗產生的酸會在蛀洞內部破壞，蛀洞外緣一直有清潔而不改變，蛀洞內部則不斷擴大，造成**蛀洞外小**、**內大**的現象，如果探針勾得進去，會發覺看起來小小的蛀洞，內部竟大得驚人！

基於以上原因，你自己很難看到蛀洞。

除非蛀洞已經太大，以致牙齒都裂了一塊，不過那時已經太遲了，因為蛀洞已經太接近、甚至抵達神經了。

曾經見過一位高中生，被媽媽安排來檢查，我瀏覽全口，找到不少蛀洞，可是其中有一顆下方的大臼齒，不見蛀洞入口，卻見到一整片十分白色的區域。

我有點難令他相信這件事，畢竟他才第一次見我：「弟弟，你這顆牙蛀掉了，不過我找不到蛀洞。」

他舉起鏡子細看，總算分辨出大臼齒上那一片特別白的區域，佔了大約三分之一個牙冠。

我告訴他：「通常蛀洞的入口很小，裡面可以蛀得很大，你這個顯然是裡頭空了個大洞，所以光線透過去，看起來特別白。」

我用鑷子底部敲一敲牙齒，問他：「痛不痛？」有時蛀牙太接近神經，敲了會悶痛。

可是他搖頭。

「這樣如何？我只要磨一點點進去，就可以確定有沒有蛀牙，」特別白的區域表示外層已經很薄了，所以只需磨一點點就答案揭曉了，「如果沒有，我再把小洞補回去就是了。」

他同意了。

結果，高速手機才剛下去，牙齒就立刻洞穿！鑽針直接掉進去！果然好大一個洞在裡頭等待著！只要稍微磨掉薄薄一層牙釉質，就直接通到洞中了。

「請舉起鏡子看看。」病人一看，眼睛都睜大了。

事實上，我也覺得很不可思議呢。因為這診斷完全沒經過X光檢查，都是憑肉眼看出來的。

蛀牙就是那麼隱密，所以不能等你自己去發現，即使你沒發現都那麼可怕，等你自己發現豈不太遲了？

也有病人十分留意自己牙齒健康的，她告訴我：「跑步時一頓一頓，覺得牙齒會酸。」果然發現牙縫蛀牙。

「用牙線時不斷被勾住，而且食物清不乾淨。」牙縫蛀牙。

「一咬就牙齒裡面很痠痛！」咬合面齒溝蛀牙。

總之諸位越有警覺性越好！

# 處理智慧齒要有智慧

智慧齒，就是第三大臼齒，通常於十八至廿四歲之間長出來。

常常看到有文章在討論智慧齒該不該拔？許多文章到結尾都會兩面討好的說：其實該不該拔是見仁見智啦……云云。說了半天，究竟該不該拔呢？總不能說了等於沒說吧？

其實道理很簡單，最重要的是提出兩個問題：

（一）它會不會造成問題？（有關壞處）

（二）它有沒有用？（有關好處）

一般我們會建議拔掉的智慧齒，大都是**下排歪了的智慧齒**。兩顆相鄰的牙，如果沒用牙線清理到接觸點，會造成接觸點的蛀牙。

如果下排智慧齒長歪了，它跟前面那顆牙（下排第二大臼齒）的接觸點就變成非常下方，連牙線都很難通過，並且在兩顆牙之間形成三角形的空間，令堆積在兩顆牙之間的食物很難清理，因此很容易造成蛀牙。

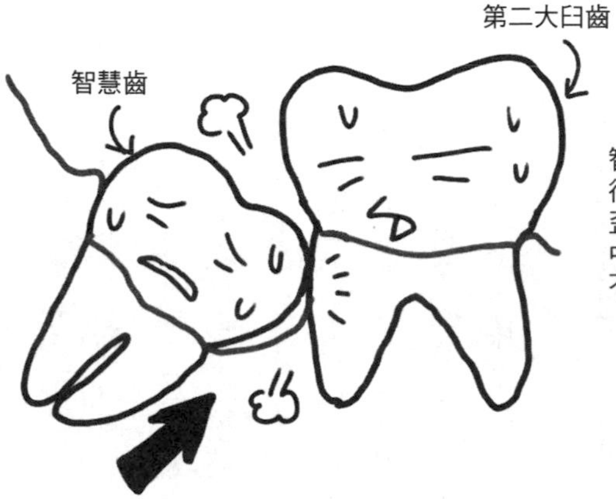


智慧齒（第三大臼齒）往往因為不夠空間生長而長歪掉，通常會在生長過程中推擠第二大臼齒，造成不舒服。

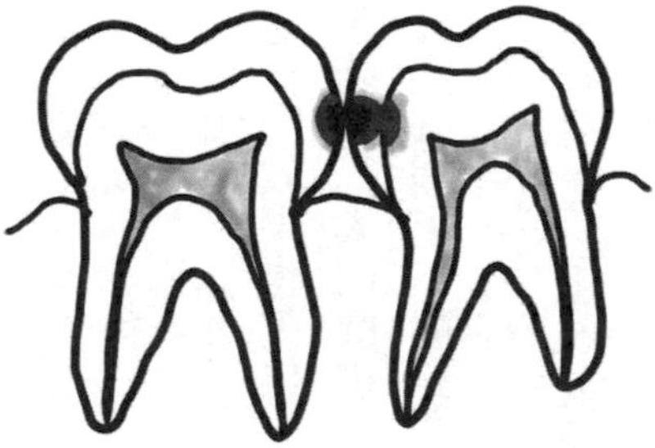

即使長得正的牙齒，也有機會在兩牙的接觸點蛀牙。

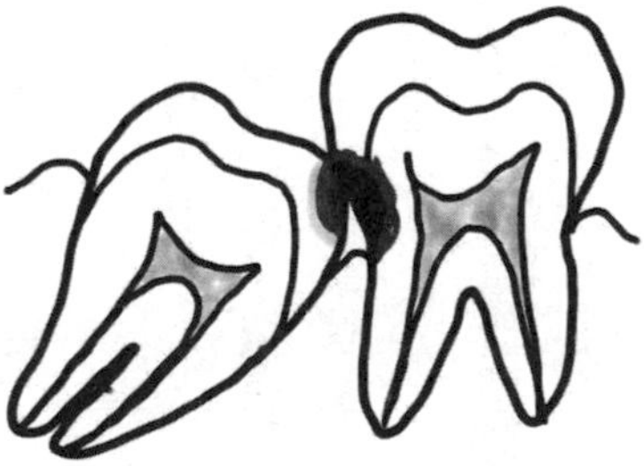

長歪的智慧齒會令兩牙接觸點更低、更易堆骯髒、更難清理，一旦蛀牙，就很容易蛀到神經。

由於接觸點很低，因此第二大臼齒會蛀牙的位置發生在齒頸部或牙根，那些部位距離牙髓很近，很容易蛀到神經！

或把牙根蛀掉一半，差點斷掉！

或蛀牙位置比牙肉還低，極難補牙，補了之後的效果也欠佳。

在這種考慮之下，智慧齒應該被拔除，以預防第二大臼齒被蛀掉。

除非一切已經太遲了，第二大臼齒已經被蛀到神經了，就只好另作考慮了。

以上回答第一題「會不會造成問題？」。

再者，歪掉的下排智慧齒往往跟上面的牙沒有咬在一起，或咬得很少，因為上排智慧齒也歪了，而且歪向其他方向，同樣不好清理。

不僅如此，有時上下排歪掉的智慧齒還會造成咬合干擾，咬東西時會卡到一下。

這時候拔掉上下智慧齒，會覺得咬東西忽然變得很順利。

而且還有個附加效果，就是：臉會變小哦！這對女孩子很有鼓勵性！有的女孩還特別問我：「是不是拔了之後臉會變小？」希望由拔牙來讓臉變小一點，偏偏她的智慧齒長得很正，上下智慧齒咬合又優良，拔掉可惜呀！

為什麼臉會變小？因為任何拔牙後剩下的骨頭空槽會重新塑形，骨頭寬度會變小，尤其智慧齒在最後方，所以臉會看起來小一點。不過在此聲明，效果不大哦！

反而那些拔了太多牙的人，臉頰失去牙齒和骨頭的支撐，整張臉凹陷下去，失去豐潤的感覺，看起來又消瘦又老態。

話說回來，為什麼智慧齒會歪掉呢？

答案是：因為我們的顎骨太小了。

我們的上下顎骨比祖先們的小得多，最主要原因是食物太精緻了，不需要費力去咀嚼。反之，如果從小吃粗食，骨頭有充分的壓力，咀嚼肌有充分的運動，會拉扯、刺激骨頭生長，骨頭就會長得寬一些、厚一些、密度高一些。

若是骨頭長得不夠大，牙齒還會擁擠得亂七八糟，更何況是最後長出來的智慧齒，往往已經沒空位留給它了。

下排智慧齒長歪的方向，最常見是倒向前面的第二大臼齒。當智慧齒萌出時，無法正常從上方萌出，於是推擠第二大臼齒，把它擠得不舒服，甚至令第二大臼齒咬起來會悶痛。這種咬痛，時有時停，直到智慧齒的牙根生長完成才會停止咬痛。

由於下排長歪倒向前方的智慧齒頂住前方的牙，要把它拔掉的路線也會被前方頂住，因此拔除智慧齒還得用一些手法。還有人把拔智慧齒的技術寫成一本課本，我就不贅述了。

在此只告訴各位，通常下面的難拔，上面的容易。

我常告訴病人：「下面的要花一小時，上面兩分鐘。」對熟練拔智慧齒的牙醫而言，這樣說一點也不誇張，而且病人聽了，比較願意一次拔掉上下兩顆智慧齒。

不過，我也遇過一種荒謬的情形。

有個男子，下排第二和第三大臼齒都沒有了，我問他為什麼？

他說：「醫生說智慧齒被前面頂住，所以把前面的拔掉之後，就容易拔智慧齒了。」

哇，這是本末倒置、截趾適履呀！本來拔掉智慧齒就是為了避免第二大臼齒蛀牙，免得一次損失兩顆大牙，怎麼會為了拔智慧齒而拔掉它前面的牙呢？

除非，前面的第二大臼齒已經蛀到神經，即使根管治療也無法好好的留下，被判定無希望了，那才考慮一起拔掉。

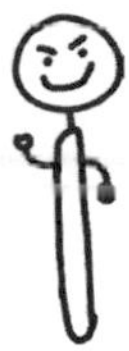

## 緩慢的攻擊和滲透：蛀牙的過程

很多人以為自己會來得及對蛀牙做出反應，以為會觀察到蛀洞慢慢變大，等到覺得夠大了，才去找牙醫。

呵呵，如果你真的這樣想，就對不起啦，沒這麼便宜的事！

由於牙齒的結構，蛀牙並不是像以上的過程那般進行的。

讓我們先認識一下牙齒的構造。

牙齒外層「牙釉質」（琺瑯質，Enamel）較白、較硬，含礦物質96%，其餘是有機物和水。

牙齒第二層「牙本質」（象牙質，Dentine）較黃、較軟，含礦物質70%、有機物20%及水10%。

兩層包裹著「牙髓」（Pulp），亦即血管、神經、免疫細胞、基底質等成分。

牙根外層沒有牙釉質，可能有一層薄薄的「牙骨質」（Cementum）。

牙根和骨頭之間並非緊密貼合，而是有一層「牙周膜」（Periodontal membrane）

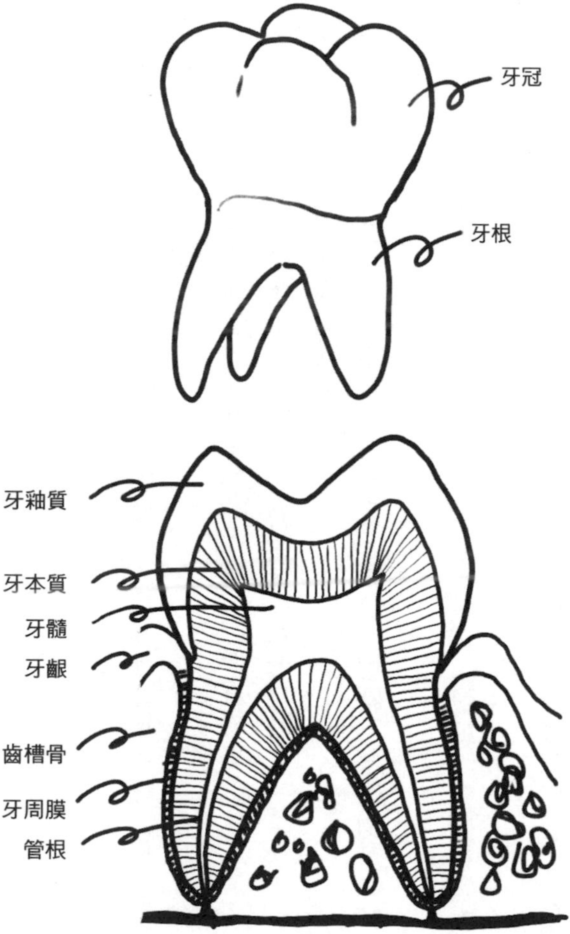
牙冠
牙根
牙釉質
牙本質
牙髓
牙齦
齒槽骨
牙周膜
管根

▲牙齒基本構造

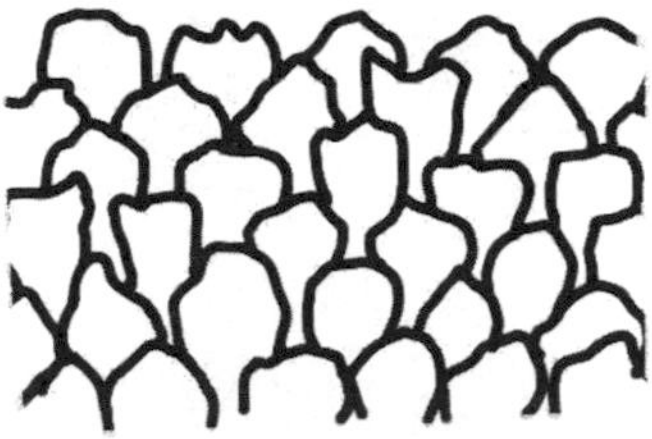

牙釉質的鱗狀結構

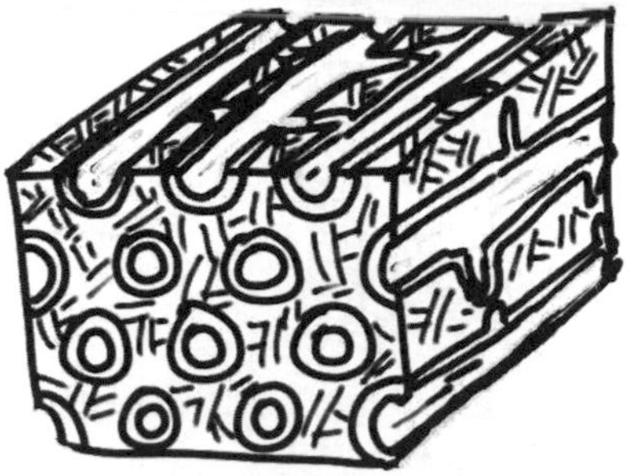

牙本質的管狀結構

▲齒質結構

或「牙周韌帶」（Periodontal ligament），所以牙齒四周是有彈性的。

牙齒大部分由礦物的結晶構成，而內外兩層的結晶形狀和排列大大不同。

外層牙釉質的結晶呈鱗片狀，層層重疊。

牙本質則呈細管狀，稱為「牙本質小管」（Dentinal tubules）。細管外接牙釉質、內通牙髓。

就是這種結構上的差異，造成蛀牙的特殊模式。

當食物在牙齒表面堆積，產生「酸」，將牙齒表面蛀蝕出小洞。牙菌斑會堆積在蛀洞中，一

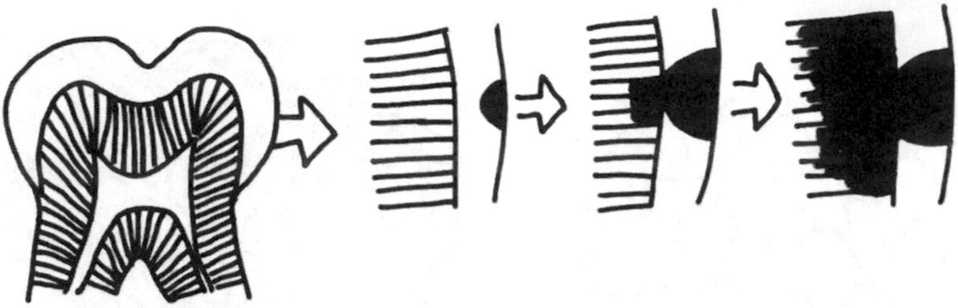

▲蛀牙的過程

旦堆進蛀洞，就無論怎麼刷、怎麼用牙線，都清理不出來。

所以蛀洞一定要儘快補起來！否則等得越久，就是縱容它蛀得越大！越接近牙髓！

牙菌斑在蛀洞內繼續產生酸，繼續蛀蝕。礦物質較多的「牙釉質」蛀蝕得比較慢，可是一旦蛀牙到達礦物質較少、而且呈管狀的「牙本質」，蛀牙速度就會突然加快了！

在這種情形下，造成蛀洞「外面小、裡面大」的現象。

如此，光從蛀洞的外面，很難判斷蛀洞內部的大小，即使牙醫師也不是人人會用肉眼找到，更何況一般人在家中自己檢查，根本看不到。

牙本質小管還提供了蛀蝕的捷徑通道，令破壞加速接近牙髓。

如果蛀洞在牙本質很大、在牙釉質很

小，可能可以透過光線看到**內部蛀洞的白影或黑影**。這些是牙醫師檢查時的專業，就不費神解釋了。

不過，即使沒看見白影或黑影，只在牙齒表面見到粉筆似的白色斑點，我一磨進去，也可能發現一個黑色大洞，裡頭滿是軟掉的牙本質。這說明了「酸」只需要破壞了外層牙釉質的結構，一旦抵達牙本質，破壞就不是問題了。

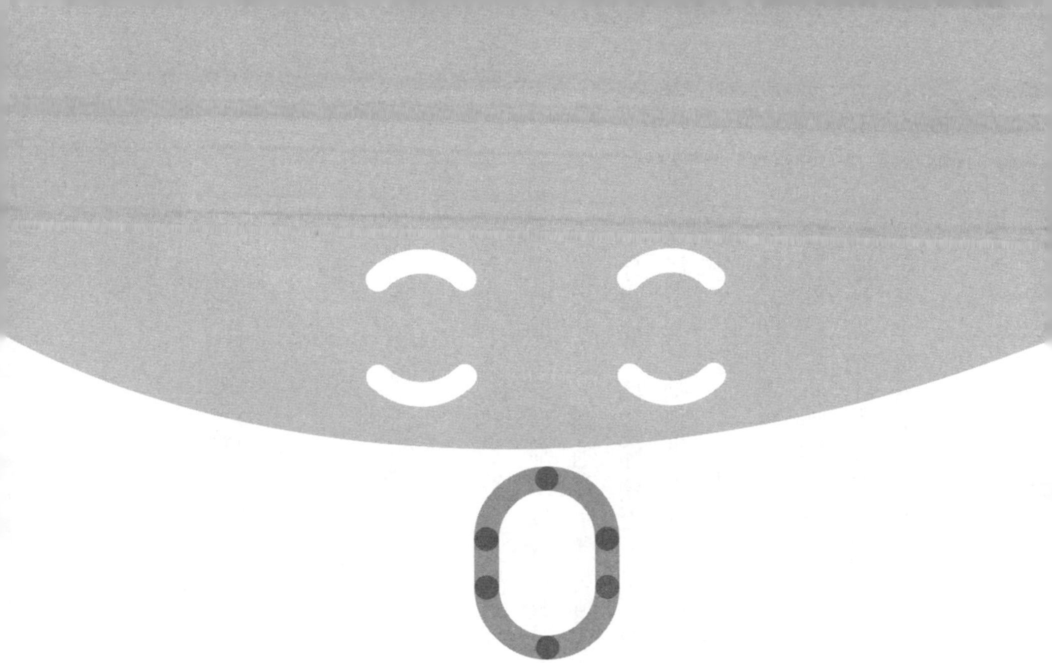

# 牙齒的內臟【根管治療篇】

# 好痛的孕婦

我透過診療室的玻璃，望見一名孕婦挺著好大的肚子，坐在外頭的候診區等待。

這令我不禁好奇：很多人都叫孕婦不要見牙醫，理由五花八門，這位肚子大得看起來隨時要生的孕婦來找我幹嘛？看來會是棘手的case了。

我請她進來，問她有什麼問題？

「牙齒痛，痛了好幾天，又不敢吃止痛藥，昨晚實在痛得受不了，吃了一劑，現在又痛了。」她楚楚可憐的問我：「醫生，怎麼辦？」

我想了一想：「妳什麼時候要生？」

「應該是再過幾天。」

預產期是說不準的，但疼痛是真實且深刻的！

「妳是咬到才會痛？還是不碰它也會痛？」

「現在不碰就很痛。」

「是不是晚上睡覺時特別痛？」
「是是。」
「痛起來很腫脹的感覺？」
「沒錯沒錯，醫生怎麼辦？我是不是蛀到神經了？」
八成是，不是啦，十成是！可是我說：「先檢查再說。」
我叫她指出痛的部位，她直接用手指按壓一顆臼齒，說是這顆。她說的未必對，所以我還是要檢查一下。
嗯，這牙被補過，補牙範圍十分大，表示當初的蛀洞很大，也就是原本的蛀洞應該很接近神經了，通常再蛀到神經的機會很高。
我拿工具輕輕敲一下那顆牙齒，她當場痛不欲生。是了，牙齒內的牙髓發炎了，也就是蛀洞已經接觸到牙髓了。牙齒內有個空腔容納牙髓，牙髓炎會令空腔內部腫脹產生高壓，但牙髓腔是被牙齒的厚實外牆緊緊封閉的，壓力釋放不出來，才會有強烈的「脹痛」，我只消敲一下，內部的高壓就像要炸開一樣。
當病人躺下時，頭部血壓就會升高，牙髓腔內的壓力更大，所以睡覺時特別痛，甚至睡著了也會痛醒。
不特此也，有時連心跳都會引起牙痛，心臟跳動傳出一波波的脈搏，會令高壓中的牙髓一波波的痛。

所以，以上這些特徵，就是初步判斷牙髓炎的基礎：自動痛、睡覺更痛、一波波痛。

問題是，如果牙齒裂開了，牙髓腔整個露出，內部發炎的壓力釋放了，病人感覺不那麼痛，反而會錯過治療的時機。

所以，痛是好事！痛是身體給我們的警訊！

「好吧，妳的確是蛀到神經了，應該馬上進行根管治療，把神經清理掉，就不痛了。」

「可是，會不會影響到胎兒呀？」她憂心的說，「這就是我忍住痛，遲遲不敢找牙醫的原因。」

我明白，這也是我腦子正在高速運轉的原因呀！

「好，在我們牙科，有什麼事是孕婦不能做的？」我數給她聽，「不能拍X光，怕輻射傷害胎兒。」以前大學的牙科部門有專門的X光室，就有特別海報叮嚀孕婦主動告知有孕，以免將來胎兒出問題，怪罪在我們身上。

「第二，」我繼續數，「用藥要小心，所以妳不敢亂吃藥是吧？我也擔心要替妳打麻醉藥，因為麻醉藥的確對胎兒腦神經發展可能有害，可是不打麻醉藥的話，又無法幫妳止痛。」像她這般痛了幾天，情緒很不好，也同樣影響胎兒的，我說：「如果你很痛的話，子宮也會激烈收縮，對小孩也不好。」

分析給她聽了之後，我提出一個辦法：「反正妳已經很痛了，我就不打麻醉藥，直接開進去。」

「哇！不會更痛嗎？」

「會，所以我動作要快，而且妳要忍一下，只要一通進牙髓腔，裡面的壓力忽然間釋放了，妳就頓時不覺得那麼痛了。」我說，「這時候，我才在妳暴露出來的神經上直接打麻醉藥，而不是從旁邊的牙肉注射，如此麻醉藥不會直接進入血管流遍全身，而是主要局限在牙齒裡面，讓影響達到最小。」

她只好同意了。

「好，來吧，忍一下啦。」我開始了，用高速手機和根管治療專用鑽針，瞄準最接近牙髓的位置，磨開原有的補牙材料，直探牙髓腔！

待磨到一部分時，我問她：「有痛嗎？」她點頭。

「跟原本一樣痛嗎？」她點頭。

「好，快到了，預備好，會突然痛一下，很快不痛！」

鑽針前端突然失去阻力，掉進一個腔洞，表示通進去了！她怪叫一聲，冷汗直冒！我真怕她當場臨盆！不過，才不過一秒，她就冷靜了下來，說：「咦，忽然不痛了？」

「對呀，」我也一頭大汗，伸手去拿助理小姐準備好的麻醉藥針筒，「裡面的壓力釋放了。」

我把針頭抵在洞口邊緣，輕輕注了點藥，先麻痺外層，再把麻醉藥從淺到深逐步灌入，她感覺到藥水灌進去時產生的壓力，不舒服的輕哼了一下，然後神經就被麻掉了。

止痛的部分完成了，現在我可以大動作清理牙髓了！

基本上，「根管治療」分成三個步驟：

第一步是打開清腔，清理牙髓、測量牙根長度、放藥進去。

第二步是將根管封填起來，不讓它再有空腔產生發炎。

第三步是將洞口正式補起來，恢復牙齒形狀。

基本上，每次治療相隔一個星期，因為放進去的藥物也需要時間作用。

我幫這位孕婦盡量清理牙髓，盡量把三根牙根全部找完出來（有時有的牙根入口很難找到），然後也不敢放平常的藥物，只放高鹼性的糊狀氫氧化鈣進去，可以將剩下的軟組織弄死，也可以抑制細菌作用。

用臨時材料封起洞口後，我也不約她一個星期後回診，因為她搞不好一個星期後就生了！

「坐完月子才回來吧，」我告訴她，「不過不要說不痛了就不回來哦，會再發炎的，如果要保住這顆大牙，一定要完成治療才行。」

「我會回來的，」她的眼中充滿了感激，「剛才真的一下子射出冷汗，不過一下子就不痛了，好神奇哦。」

「妳也很厲害，忍了這麼多天的痛，」我說，「不過如果妳每天痛，心情不好，胎兒也會不安，現在可以安心去生產啦！」

後來她平安生產，坐完月子後，回來將所有口腔問題一一處理完畢。而那小孩長大了，也是我幫他檢查牙齒、補牙齒。

每次見到那小孩，我都還是會憶起，當我在拯救他媽媽的牙痛時，他也在肚子裡一起奮鬥呢！

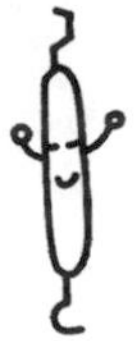

# 別再抽了！

「根管治療」這個名詞直接譯自英文root canal treatment，的確有些拗口，不過是個完全忠實反映該治療的名詞。它中性、不會被誤解，不像其他民間流傳的名詞一般，容易引起一些無謂的聯想和誤解。

在台灣，俗稱「抽神經」，尚可明白。

在馬來西亞，有人叫它「挑牙根」，就錯得很了。

我往往聽病人說了半天「牙根」，才明白他們說的其實是牙根裡頭的牙髓，而我們說的牙根，有的人叫「牙腳」。

有時為了弄清楚他們在說什麼，我請教道：「請問你說的牙根是指什麼？」

有的人就油條的把球傳回給我：「不知道，你比較專業呀。」

溝通很重要，如果醫病雙方對名詞的認知有差那麼遠，溝通是失敗的。

所以，我必須一開始就向病人釐清，所謂「牙根」是啥？「根管」是啥？「牙髓」是啥？

說到抽神經或挑牙根，其實我們對牙髓既不是抽也不是挑，而是刮、削、鑽、捲、溶、沖等等很多動作，反正就是盡一切努力將牙髓清理出來，令根管中無殘餘組織造成腐爛和發炎，所以我們的動作用中性名詞「清理」更佳。

所以，當一位病人走進來對我說「我牙齒痛，可不可以根管治療？」時，我是極為感動的！

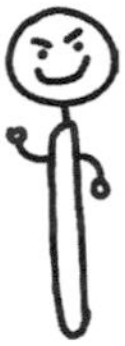

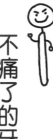

# 不痛了的牙

檢查牙齒，發現整顆門牙變色了，黑了，是從裡面透出來的黑色。

「你這顆牙死了。」我告訴病人，並拿面鏡子給他自己看。

「怎麼會？都沒痛呀。」

「你看，它變黑了，不是外面黑，而是從裡面黑出來哦。」我把上面的診療燈光對準，手拿口鏡伸入他的嘴巴反射燈光，燈光穿透門牙，「你看，正常的牙是透光的，這顆卻是不透明的，裡面有暗暗的東西擋住了。」

強光透過門牙時，門牙內部看似有混濁的黑暗物質，其實是腐爛了的牙髓滲透牙本質，讓構成牙本質的礦物質小管填滿了黑色的腐爛物質……

且先停一下，這裡需要解釋。

牙齒外層「牙釉質」是白色透明的，由鱗狀的礦物質結晶構成。

第二層「牙本質」是奶黃色的，比較不透明，是管狀的結構，有如一大堆細小的管子，小管的一端接觸牙釉質，一端朝向牙髓，跟牙髓有液體的交流。

正由於這種管狀結構，當牙齒蛀蝕掉外層的牙釉質時，管狀的牙本質則提供了細菌和酸滲透的路徑，且牙本質的礦物質含量較少，因此牙本質比牙釉質蛀得更快速（也就是說，你從外頭還沒看見是一個洞時，裡頭已經是一個洞了）。

反過來，腐爛的牙髓也會從內部滲透牙本質小管，令原本質地較硬的礦物質小管填滿腐爛物質，牙齒變得較軟，發展到最後就是整顆牙齒碎裂，只剩下牙根，治療方法只剩下拔牙一途。

回到剛才那位牙齒變黑的病人……我要怎麼向他證明他的門牙死了呢？

我把酒精燈點火，將一根小蠟刀的末端加熱，告訴他：「我現在用一根很燙的東西燙你的牙齒，不用擔心，只是在表面碰一下，如果牙齒是活的，你會痛一下；如果是死的，就什麼感覺也沒有。」

我用燙燙的工具點他的門牙一下，沒反應。

好，我再點一下，這次逗留久一點，還是沒反應。

「你看，不會痛。」

病人咿咿呀呀，不置可否。

「我現在碰另外一顆牙。」

我一碰另一顆門牙，他就啊了一下：「會痛！」

「對呀，因為是活的。」他有了參考，知道活著的感覺是怎樣的了，「我再去碰那顆死了的牙。」我重新加熱工具，去碰那顆死牙，不管工具在上面放多久都不會痛。

病人終於相信了，於是我就必須為他進行根管治療，好延長這顆牙齒的使用期限。

牙齒已經死了，所以我連麻醉藥都不必打。

「蛤？不打麻醉藥？不會痛咩？」

「牙齒會痛是因為有神經呀，神經都已經死了，痛什麼呢？萬一有痛，再打麻醉藥也不遲。」

我直接用高速手機鑽開牙齒，鑽進牙髓腔，果然一點也不痛。接下來用工具清理根管，清出腐爛了的灰黑色牙髓（新鮮的應該是白色的）。

有些人的牙髓腐爛了太久，發黑的根管中還可能幾乎什麼都沒有，只剩下黑色殘渣。那些腐爛的東西去了哪裡呢？不是滲透牙本質小管，大概就是被身體吸收了。

也有些人的牙髓尚未全部壞死，我清理根管至末端時會痛，此時只消在根管中擠一些麻醉藥就好了。

通常這些被我發現的「黑牙」都是門牙，為什麼呢？牙髓炎不是很痛嗎？難道病人會不知道？

他們知道，只不過比較沒有警覺，因為門牙的牙髓炎沒有後牙的來得痛。後面的大牙（臼齒）牙根多（二～三根），牙髓豐富，痛起來根本睡不好覺；而門牙牙髓炎的痛法沒那麼激烈，一般有如下的順序：

冷水痛↓熱水才痛，冷水不痛↓冷熱水都不痛。

早期發炎只有對冷水的敏感引發疼痛，後期只有熱水會引起疼痛，接著最後不痛了。一般人很高興以為是好了，其實是牙齒死了。

直到牙根尖化膿，牙肉腫起膿皰，有人還面紅耳赤的跟我辯稱那是「熱氣」或「上火」，證據是他每次吃了煎炸之物就會出膿。我告訴他，所謂熱氣，可能是血管膨脹的現象，所以已經發炎的地方就更加充血，化膿的部位就更腫大了。

直到牙齒發黑，有些人仍然沒有警覺，還來叫我洗牙把它洗白白。

話說回來，為什麼這些人會對牙齒的壞死沒有警覺呢？

牙髓會發炎至黑死，因為有許多人是自己發現了大蛀洞才去找牙醫補牙（而非在定期檢查中早期發現），其時蛀牙已經很接近或已接觸到神經，但沒有很不舒服，於是被補牙補好了，之後有冷熱水疼痛也只以為是敏感而已。

此時牙髓可進行「慢性發炎」，一直只感到悶悶鈍鈍的，沒有很在意，其實它正在慢慢死去。

如果是「急性發炎」，就會疼痛得要命，有些人就猛吞止痛藥，直到某一天不痛了，就以為是「吃藥見效了」。唉……

但黑牙並不一定是蛀牙造成的，牙齒受到強烈撞擊也有可能。

我們緊接在下一篇告訴你！

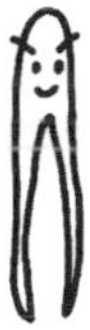

## 撞脫的牙：門牙脫臼

跌倒、撞到門、運動中被人撞到、打架等等，不管撞到下巴或前面，結果總是上面的門牙受傷……

結果可能是牙齒斷裂，直接暴露神經。

或可能造成牙齒脫臼，牙齒從骨頭中脫出，只需脫臼一點點，牙根尖的神經都可能被拉斷或拉傷，造成牙髓發炎或直接死亡。

我曾經處理過好幾位牙齒脫臼的人，往往都是年輕人。

有一位打籃球時被隊友的手肘撞到嘴巴，上面兩顆中間的門牙斷裂，一顆裂了一小片，一顆裂了一大片，神經直接暴露，而且還變得有些鬆動，同時牙齒還咬裂了上唇，腫了一大片。另一位跌倒的小學生，右上方的中門牙脫出一半，非常鬆動，父母立刻把他帶來，看看牙齒還能不能用。

以上兩種情況，我們知道牙齒必死無疑了，不等它痛，就直接打開牙髓腔進行根管治療了。不過，以上兩個小孩的結果會不一樣，**關鍵在有沒有脫臼**。

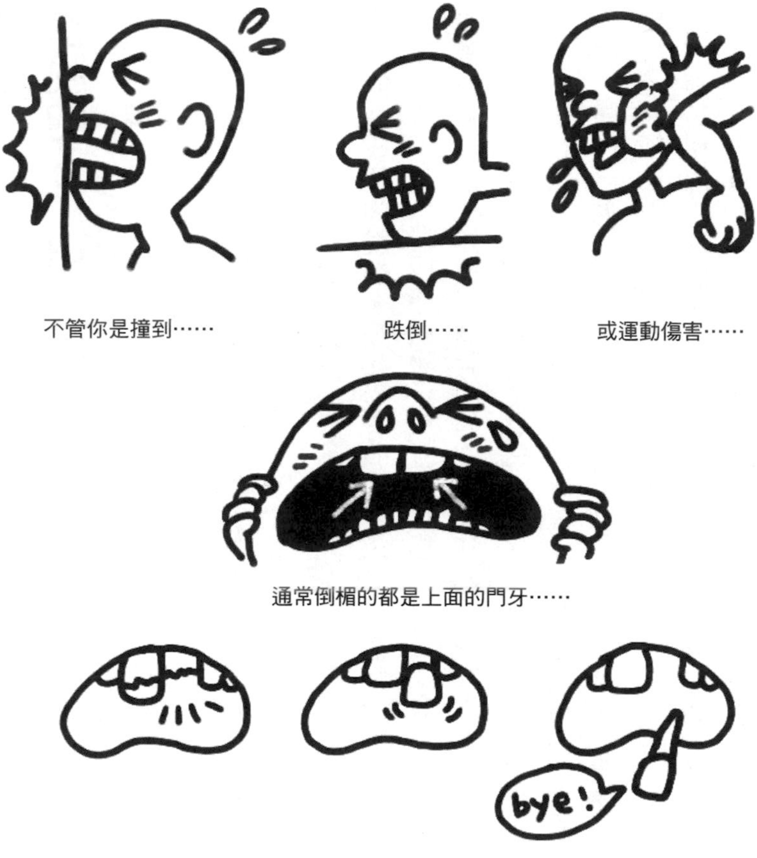
不管你是撞到……
跌倒……
或運動傷害……
通常倒楣的都是上面的門牙……
bye!
斷裂……
脫臼……
完全脫臼……

▲各種門牙傷害

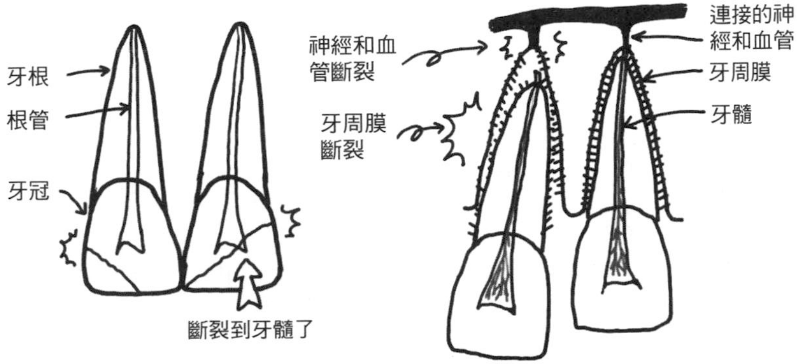


▲門牙斷裂 vs. 門牙脫臼

牙根的周圍有一層「牙周膜」，是牙根跟骨頭連接的軟組織，像一層薄薄的軟墊。所有的牙根並非緊緊扣住骨頭，而是有一層緩和撞擊力的薄膜，所以即使是正常的牙齒，如果你用手指按著門牙咬一咬，也會感到門牙有微微晃動。

牙齒脫臼，表示牙周膜被整片撕裂了，如果趕緊將牙齒塞回去，牙周膜仍是活的，依舊有機會生長回去，讓牙根穩定下來，不過需要好幾個月不被打擾（不能用力咬，且用材料將它跟鄰近的牙固定起來）的復原。

不過，要將脫臼的牙齒塞回去，重點是：**牙周膜是不是**

**活的？**

如果牙齒仍在齒槽骨中：不需等待牙醫師，先直接塞回去，馬上去找牙醫，別忘了一定要告訴牙醫，這顆牙是脫出一半又塞回去的，好讓他知道牙周膜已經被破壞過了。

如果牙齒整顆脫出，但仍在口中：直接含住這顆牙齒！不要用手碰它！把它推到舌頭底下，讓它浸泡在口水中，馬上去找牙醫師放回去，說不定還能用！

如果牙齒整顆脫出，而且已經掉在地上：很重要，注意聽好了！

（一）立刻撿起來，**千萬不要碰到牙根部分**，只拿住牙冠。一旦碰到牙根表面的牙周膜，可能會剝離、污染、破壞牙周膜，減少生長復原的機會！

（二）立刻含進口中，**擺在舌下，用口水泡住。不要嫌髒！不要用水沖洗**！不然牙周膜細胞會受污染，還會吸水膨脹破壞細胞，反而沒用了！

（三）如果可以找到冷鮮奶，立刻去買一盒，打開蓋子，把牙齒泡進去，保持滋養和活性。記得，**一定用冷鮮奶**！加熱的奶就會直接把牙周膜細胞弄熟了！

以上的步驟都是為了保持牙周膜的活性，增加牙齒固定回齒槽骨的機會。

無論如何，這種牙齒都是死定了，不需等它疼痛或發黑，馬上先進行根管治療，以求保留最好的牙齒品質。

根管治療完成後，最好定期每個月回診拍一張X光，此時會發現，曾經脫臼過

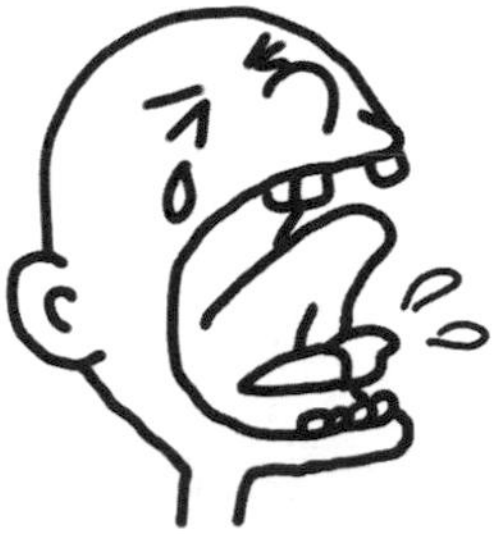

含在舌下

泡入冷鮮奶

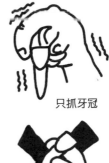

只抓牙冠

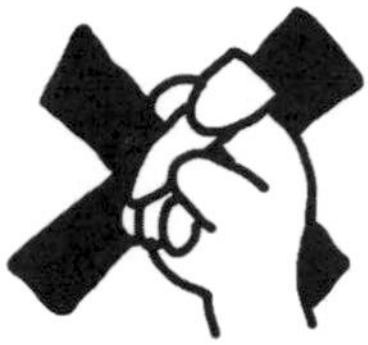

萬萬不碰牙根

### ▲門牙脫臼的緊急處理

的牙齒，牙根尖會慢慢的消失！

每個月的X光，就是為了確定牙齒的保留程度，有的嚴重情形，牙根尖甚至會消失掉四分之一！我們要確定消失的過程停止了、牙齒的搖動穩定了，才算是救下了這顆牙齒。

文章開始提到的兩個個案，第一位的牙齒沒脫臼、沒搖動，不過牙冠斷裂露出神經，經過根管治療後，牙根尖也不會消失。

第二位的牙齒脫臼脫出一半，塞回去後馬上用人造樹脂將它跟鄰牙連在一起，以避免它晃動，然後立刻根管治療。但是，由於牙齒曾經脫臼，傷了骨頭，清理根管時很難止血（尋常的根管治療只要把牙髓清理乾淨了就會止血），結果有位小病人的牙齒還是變黑了，而且還黑中帶紅，很難看，以後只好幫他漂白或另外補東西在外面遮掉顏色。

讀完這篇了嗎？請再從頭讀一遍吧，尤其是牙齒脫臼、含在口中、冷鮮奶那段，誰知道何時會用上？

## 騙人的神經

神經系統真的是個不容易弄懂的東西，它讓我們感覺周遭的世界，但它也會給我們錯誤的訊息，或是做出不可思議的反應。

我曾經遇過一個病人，牙齒痛了好幾天，特徵是自動痛、睡覺特別痛、腫痛，甚至可以跟著心跳節奏來痛。

毫無疑問，是蛀到神經了，診斷：牙髓炎。

他指著左上方的臼齒，說那裡很痛。

通常我們不會完全採信，即使你指著某顆特定的牙。

因為我們知道神經會騙人。

我檢查他宣稱很痛的那顆牙，卻什麼問題也找不到，倒是他右下角的臼齒蛀了個大洞，神經都快露了出來，雖然沒直接暴露，其實細菌早就足以滲入造成牙髓炎了。

「應該是這個蛀洞接觸到神經了，這顆牙在痛。」

「不，不，我痛的是上面！」他堅持，「你別搞錯牙齒了！」

「可是上面那邊沒壞哦，而底下這顆是很明顯蛀到神經了。」

我拿鏡子給他看，把超大的蛀洞指給他看，他仍舊堅持是上面。

「好吧，我有一個很簡單的方法，來分辨究竟哪一顆牙在痛，」我告訴他，「我把牙齒打一針麻醉藥，看它還會不會痛如何？」

經過一番說明後，他最後同意了。

我把麻醉藥打在右下方的臼齒處，等候了一下，他上面的牙居然不痛了！

「為什麼會這樣？」他驚奇不已。

後來，我幫他把下面的臼齒進行根管治療，保留了那顆牙齒。

為什麼痛的感覺會弄錯呢？因為神經有許多層次，每一顆牙齒的神經會匯集在某個交接處，然後又匯集到更大的交接處，最終才連接到大腦，在大腦中進行「解釋」，才是我們所認知的世界。以現實比喻，就如從里到縣、從縣到省、從省到國，層層管理。

有時大腦會在更高的層級上解釋錯誤，把低層級的資訊弄混了，比如在國家級的中央政府混淆了是哪一個里遞來的文件。所以我們有時真的要小心，病人可以混淆，我們可要搞清楚。

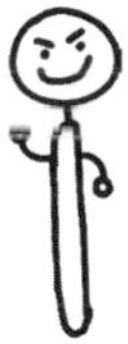

## 痛／不痛／再痛：牙髓炎三階段

在我馬來西亞家鄉，那天到一家中藥行去抓藥，正好一位年輕人跑來，問櫃檯抓藥的師傅：「牙齒痛，吃什麼藥會好？」

「這個啦。」師傅很熟練的從玻璃櫃中拿出一瓶成藥，擺在他面前。

「有效的嗎？」年輕人撫撫臉龐，問道。

「你痛了多久？」

「昨晚剛痛，睡覺痛到痛醒哦。」

「有效，人家牙痛都吃這個。」

「怎樣吃？」

「吞一粒，然後拿另外一粒塞進牙洞。」

我在旁邊聽他們的對話，強忍住不出聲，感覺好辛苦。

「我以前吃過其他的，都沒效，後來才吃到一個有效的。」

「這個很有效的，沒效的話，才試另外一種。」

這是什麼說法啊？

很明顯，這年輕人是蛀牙蛀到神經（正確而言是「牙髓」）了，牙髓正在「急性發炎」啦。

蛀牙蛀到神經的**四大特徵**是：**脹痛、像心跳的痛、不碰它也自動痛、躺著特別痛**。

脹痛，是因為牙髓發炎時會充血，充血的牙髓關在牙齒的硬壁之下，壓力無法釋放，所以覺得很脹。

像心跳般一波一波的痛，是因為充血發脹的牙髓，有如一顆飽漲的氣球，將脈搏的波動放大。

牙髓炎會自動痛，相較於牙根暴露、蛀牙或牙齒磨損的敏感酸痛，對冷、熱、甜、酸都可以敏感，原因都是因為牙本質露出；另外牙周病的牙齒可能輕敲、推、碰都會痛，因為牙齒周圍發炎了，被擠壓會不舒服。而牙髓炎是牙髓腔內壓力很大，不需要做任何事，它就自動痛了，當然，敲它更痛！

躺著特別痛，因為躺著會令頭部血壓升高，令脹痛的牙髓腔內壓力更大！痛上加痛！所以往往會在半夜痛醒。

以上是牙痛的第一階段。

如果什麼都不做，不服藥、不進行根管治療、強忍疼痛，痛到最後，咦，牙齒不痛了。

為什麼？因為牙髓死了，所以神經沒感覺了。

這是牙痛第二階段：不痛。

所以有些人不停服用止痛藥，只不過是「症狀治療」，也就是減輕痛的感覺，而非針對痛的原因去處理。直到某一天，他忽然覺得不痛了，他就以為他正在服用的那種藥有效，到處跟朋友宣傳奇效。

但是別忘了，死了的牙髓是會腐爛的，接著是發炎進行至牙根尖之外，進入骨骼，令牙根尖四周形成囊腫，包著膿水，在X光片中會看見牙根尖有一團圓形的黑影。此時，則進入牙痛第三階段：再痛！

有時會有病人告訴我：「我這顆牙以前痛過，後來『好了』，昨天突然又痛起來，咬到它更痛……！」就可以猜到他可能發生什麼事了。

當牙齒被咬下去時，牙根尖的囊腫受到壓迫，就會痛起來。

所以萬一你有**曾經很痛後來不痛的牙齒**，千萬不要以為你逃過一劫了，快去找牙醫檢查一下，看看牙齒是不是仍是活著的吧！

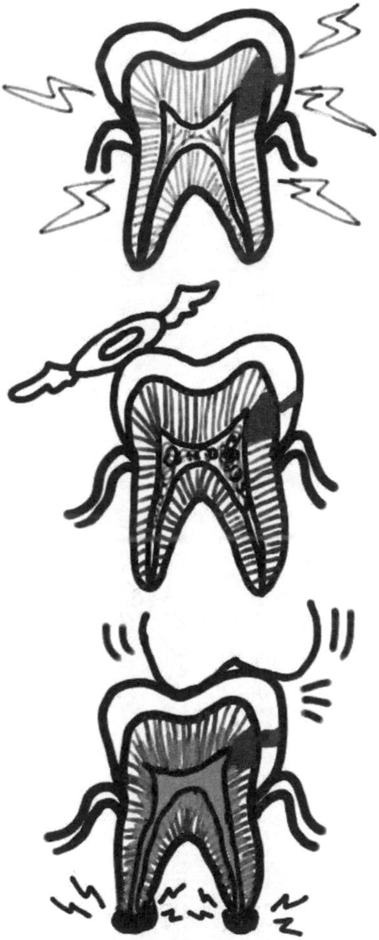

痛＝蛀到神經了！
睡覺更痛！

不痛＝神經死了！

再痛＝發炎到牙根末端周圍了！
咬到更痛！

▲牙痛三階段

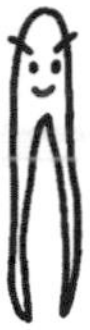

## 難得一見的臉腫

以前在《老夫子》或其他老牌漫畫中，常會看見牙齒痛到臉都腫起來的角色，可是真正當上牙醫後，也只見過屈指可數的臉腫病人。

為什麼牙痛會痛得臉都腫起來呢？事實上，首先必須先蛀牙蛀到神經，然後從牙髓炎發展到連牙根周圍都發炎（亦即從牙齒內部，發炎通過牙根，蔓延至牙周的骨骼組織），在牙根周圍的骨骼產生膿。

有的人則會繼續發展到牙肉長出膿皰，一刺破就流膿，此時骨頭中已經有條通道了。

有的人在臉部內部的組織蔓延，開始四處亂竄……

臉部的組織有肌肉、脂肪和骨頭等等層層交疊，不同類組織之間的交界處是最脆弱的結構，我們戲稱為發炎的「高速公路」。一旦發炎穿入組織的交界線，就會迅速擴大，彌散到臉部或頸部，造成巨大腫起的駭人場面。

不過現在已經很少見到這種情形了，因為有了抗生素，很多發炎在早期就被抑制了下來，沒機會發展得那麼嚴重。

如果發炎從牙根發展到骨骼，會有二次疼痛，不過是痛在骨頭而非牙齒。即使膿水從骨頭穿出外面，形成膿皰，也還能切開排膿，甚至進行小手術，從外面鑽開骨頭清膿。

但是，有些人就硬是發炎到周圍組織，整張臉或整個頸部腫大，裡頭全部是膿水！隨便切開排膿是很危險的，私人診所根本無法進行這種治療，嚴重的還必須住院治療觀察。

不過，即使在抗生素發達的今日，依然有人為此送命的！而且還發生在美國！在新聞中讀到，一位領救濟金的窮男牙痛，沒社會保險看牙醫，更沒錢看牙醫，一直拖到臉都腫起來了，才到牙醫去掛號。牙醫為他檢查之後，告訴他應該做根管治療，價錢當然超貴，窮男如何負擔得起？

我在台灣工作時，曾有在台灣工作的美國人和澳洲人，他們也不回鄉看牙醫，特地等到回台灣才找我治療；我回馬來西亞工作時，有不少出國讀書的學生，甚至移民國外的馬來西亞人，也會每年回來檢查。

原因無他，歐美國家的收費太貴了，別說歐美，即使是我的鄰國新加坡，我們也常開玩笑說新加坡的物價跟馬來西亞一樣，只是幣值不同。（比如馬幣五元的海南雞飯，在新加坡是星幣五元，實值上相差大約三倍！）

所以美國那位窮男沒錢治療，就說只拿藥好了，可是抗生素太貴，所以只拿了止痛藥。

結果呢？那男子感染太嚴重，去世了。

高昂的治療費和藥價是有許多因素，這個要討論可是要寫成另一本專著，在這裡只是想說，在美國這種高文明的發達國家，今時今日居然還有人會死於蛀牙至牙髓炎而引發的感染，實在是不可思議。

比較起來，台灣的健保幸福多了。

我曾在台灣治療過一位小男孩，父母逃債去了，被好心的鄰居收留。他牙齒痛得很慘，很多蛀牙，但他根本沒能力看牙醫，別說好心養他的人沒錢，也無法以親屬身分幫他申請健保。

幸好，不知是里長或衛生單位幫他辦了健保卡，實現健保「有錢的人幫助沒錢的人」的精神，我們才能幫小男孩進行根管治療、補牙和拔牙等治療。

如果那位美國人活在台灣，說不定他的結局會不一樣。

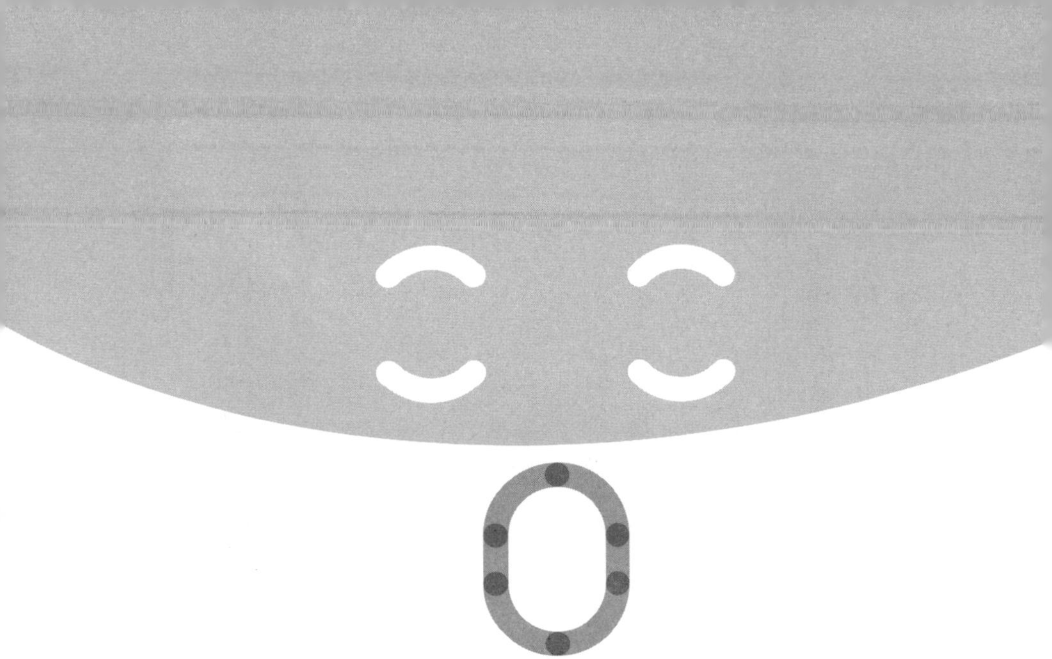

# 當我們咬在一起【咬合篇】

# 不停脫臼的人教我的事

我通常安排一次看診半個小時，有的個案比較難處理的，會花更長時間。

結果，有一名中年婦女在我幫她補了兩顆特大號蛀洞之後，下巴卡住了，嘴巴合不上。

脫臼了！

「別慌，我幫妳放回去。」說著，我把診療椅恢復坐直的位置，叫她把頭靠好在後枕上，「待會我幫妳拉下巴的時候，妳不可以用力哦，要完全放鬆，把妳的下巴交給我，可以嗎？」

她當然只有同意。

我站在她後方，兩手拇指扣在她下巴的臼齒上，叫她放鬆。然後用手擺動她的下巴，感覺一下是否真的鬆了。因為大多數人不多不少都會緊張，下意識的去控制下巴，如此就鬆不了了。

確定她的下巴放鬆了以後，我將下巴用力往後方拉下去，拉緊內部肌肉，然後順著肌肉的彈性讓下巴回到正確的位置上。這是一個非常危險的動作，有時肌肉的回彈力太強，或病人緊張的用力咬，會令我們珍貴的大拇指受傷的！而且是傷在最重要的指關節上！

有時病人沒辦法充分配合，我們還得多弄幾次，才能放回正位上。

這名婦女的下巴很快擺正了，但她可嚇壞了！

「哇，好可怕，我每次去看牙醫，張口太久都會這樣，要花很久時間才擺回去。」

「妳自己怎樣擺回去？」

「就……這樣子弄一弄，」她擺一擺下巴，「會關回去呀。」

「萬一妳擺不回去，就找我好了。」

下巴和上顎之間的關節，正式名稱叫「顳顎關節」，名稱好像很難，其實很簡單，就是「顳骨」（耳朵上方那塊）和「下顎骨」之間的關節。英文同理，叫Temporomandibular Joint，看起來很長，其實就是將Temporal（顳骨）和Mandible（下顎骨）兩個字連在一起，我們簡稱TMJ。

這個關節，許多人都有錯位的問題。有的人受到撞擊鬆脫了，或大笑之後，或嘴巴開太久之後鬆脫了，如果不懂方法，是擺不回去的。

我還遇過一位婦女，真的好幾年都沒擺回去過的。

她來看診時，下巴一打開就很明顯的「卡卡」兩聲，很清楚的可以看到下巴先開去一邊，半途再開去另一邊，也就是要分兩節打開。

下巴分兩節打開的人不少，原因很多，最常見的是缺牙之後沒做假牙，或牙齒太亂，但他們下巴打開錯位的情形在外觀上並不明顯，別人不會發覺，只有他本人知道。

可是，這位婦女的情形實在太搶眼了！只能用「驚悚」來形容。

我跟她說：「妳下巴脫臼了呢！」

「很久了。」她似乎對它習慣了，沒抱什麼希望的樣子，「很多年了，有一次脫臼之後，就回不去了。」

「這樣子不行呢。長期錯位，每次開關都卡傷關節，會發炎的，發炎久了就會鈣化、硬化，就很難張開了。」

「不然怎麼樣？又擺不回去。」

「妳坐好，我來試試看。」

用相同的手法，果然「卡」的一大響，下巴彈回了原位。

她試了試，很高興的說：「順多了！」

我見到還有一些不順，恐怕是脫臼太久，一時肌肉還沒習慣，於是叫她坐好，我再擺一次。

再擺一次之後就更順了，視覺上也沒很引人注目了。我用手指抵著她兩側的關節，叫她緩慢的張口然後閉口，仍然可以用手指感覺到關節的錯位，她這受傷已久的關節，說不定是沒辦法完全復原的。

話說回來，不是每位牙醫師都熟悉將下巴擺回去的手法，我也是在各種機緣下才熟悉的。

這還得感謝兩個人。

一個是我們的郭教授，他從我們大一開始就猛灌我們「大體解剖」（全身的解剖學），而非僅僅頭頸部的解剖學，他希望我們不要局限自己，不要只顧及頭頸部。

郭教授在課堂上特別強調這個把下巴放回去的技巧：「將來你們一定會用上，有的病人嘴巴開久了會合不回去。」

第二個是大六實習時的一位男病人，他有躁鬱症，每天要吃肌肉鬆弛劑，肌肉張力因此變弱了。加上他滿口嚴重蛀牙，幾乎每一顆牙都需要做根管治療，而根管治療又必須把嘴巴張開很久，所以每次治療完畢，他的下巴已經是掛在那邊搖擺了。

由於他需要根管治療的牙齒太多，我們實習生必須在每一個部門（牙科有九科）待上一至兩個月，所以我在根管治療部門待的兩個月根本處理不完他的牙齒。事實上，我也是從前一位同學手中接下他的，我結束了這個部門的實習後，也得把他交給下一位同學。

他每次治療一定掉下巴，給了我一個實踐郭教授招數的機會，每次治療都得擺他的下巴回去，手法自然越來越熟練。

第一次幫他擺回去時，手法還生疏，畢竟之前完全沒實習過，那病人還指點了我一下，到最後一次看他時，已經可以用三秒鐘就把他鬆開的下巴放回去了。

託他躁鬱症的福，每個處理過他的同學都得到充分練習的機會，才有辦法去造福其他人呀！

## 老是會斷的假牙

病人的假牙斷了，他告訴我是第三次斷了。

「我想再做一副。」他這麼要求後，順便叮以前的牙醫：「以前的人做不好！」

是嗎？

有人說顧客都是對的。

可是對不起，他不是來買商品的顧客，他是來求助的患者。我們提供的是治療而不是服務，而且我們比他們更清楚事情發生的原因，應該有導正他概念的責任，不能任他瞎猜亂說。

「你以前的假牙都同一個人做的嗎？」

「不是，這個做不好，那就換一個囉！」

嘿！他在「逛醫生」，今天逛到我這兒來了。我很有把握，會被他下一個列入「做不好」的名單裡頭。

且先沉著氣……

我拿他斷了的假牙看了看，再看看他的口腔，嘿！果然是最常見的情形！什麼情形呢？通常是下列三個特徵的組合：

（一）上面的人造樹脂假牙

（二）上排前牙缺牙（沒有門牙，尤其是四顆門牙全缺）

（三）下排後牙缺牙，而且沒做假牙

此時，我就必須瞭解病人的心態了：為什麼他下排不做假牙？

我問了，而我通常得到的回答不外乎是：

（一）「做了，戴不習慣，所以不戴了。」或

（二）「沒做，反正還有其他牙可以咬。」

通常第一種回答就是基於第二種回答為理由的，也就是：反正有其他牙可以咬，所以戴不習慣就不戴也罷了。

不管怎樣，我都有告訴他的責任：「你的假牙會斷這麼多次，就是因為沒做下面的假牙。」

有的人不想多花一筆錢，或以為我想多賺他一筆錢，根本不願意聽我說明：「不用多講啦，幫我做一副就是了。」

「不可以，」我說，「然後你就會跑去跟下一個說我做不好。」

他愣了一下，有點不可思議的看著我。

我繼續說：「我不管你要不要做下排的假牙，但是你應該要瞭解，你的假牙為什麼每副都會斷，而且都斷在同一個位置，對不對？」

他只有上排的假牙，而且只有四顆門牙是假牙，這一斷，就四顆假門牙整排一起裂下來了！

如果把它用類似的人造樹脂黏回去，很快就會重新裂開。

如果當初在人造樹脂中放置金屬線或網當作骨架，可令它裂開後不馬上完全斷開，但還是需要重做。

因為，最基本的問題沒有解決！

「道理很簡單，你下排後面沒牙齒，所以後面咬不到，就只用前面咬，對不對？」我說，「可是前面根本不夠力，也不耐咬。而且……」

我兩手握拳，將兩個拳頭上下撞在一起：「這就像後面的大牙咬在一起，你看他們咬的方向是正好面對面的，而且牙齒大，很有力。」

接著我把手指並攏，一隻手掌斜斜朝下，一隻斜斜朝上且正好抵住上面手掌的指尖肉：「前面是這樣斜斜咬的，而且牙齒是從下面咬上來，所以上面的門牙會一直被咬得扭曲彈動，你把全口咬東西的力量集中在前面，它當然承受不住壓力，遲早斷的。你看，是不是斷在不斷扭曲的位置上？」

假牙的斷裂點就在被稱為「支持牙」的真牙邊緣。

可以想像兩邊支持的真牙是橋兩端的梁柱，長長的一列假牙是橋身，當橋身每天被不恰當的力量扭曲時，橋就斷了。

「我們做假牙的目的，是要所有牙都咬在一起，如此咬力才會分散，不會集中在某個點上面，不然那個點必須負擔全口的咬合力，一定會吃不消。」這是基礎的物理學：在相同力量下，表面積越小，受力越大。

「可是，」病人說，「下排假牙就是戴不慣呀。」

「因為它會被舌頭頂到，一開始當然不慣。如果你有心讓它習慣，每天戴、每天用，一定會慣的！」

「可是我很久沒戴了，怕不慣，等我全部牙齒壞完才做啦。」

「等你牙齒壞完，說不定也做不好了，」我伸手摸摸他缺牙已久的牙床，「你的牙床已經又窄又低，大概做了假牙也咬得不舒服，以後牙床骨會越來越少，你會越來越沒機會做。」

其實我也不想做，因為要是做了，以他這種窄小的牙床骨，他一定會不停回來投訴說會痛，有的病人甚至乾脆直接把假牙扔掉。有的牙醫師遇過幾次這種事之後，就無謂自找麻煩，也不想建議病人去做下排假牙了。

「沒關係，我已經告訴你了，你決定了就好。」我不會去勉強他，「來！印模吧！」

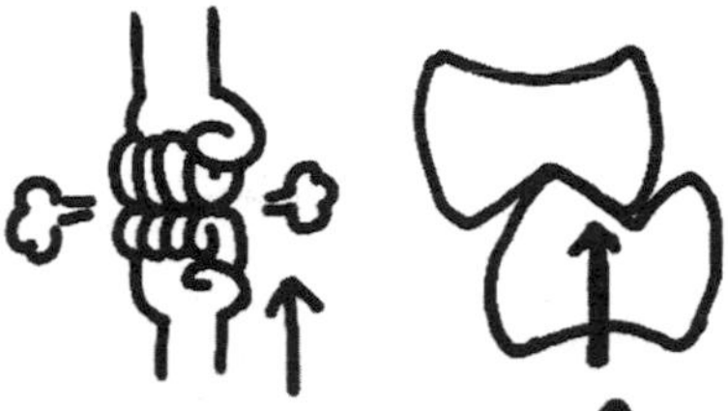

後牙咬合方式＝垂直咬合

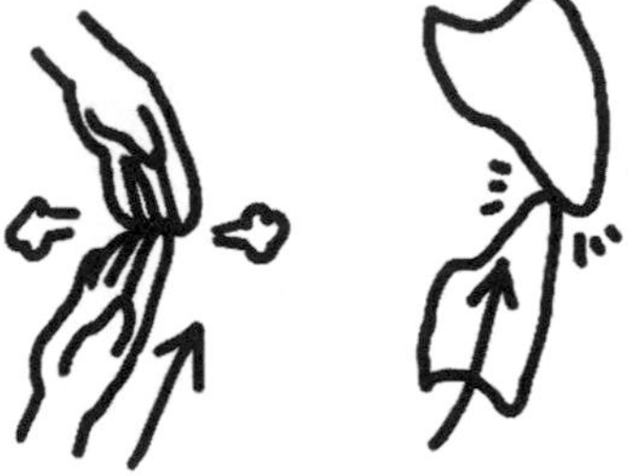

前牙咬合＝斜咬，
上牙被往前推

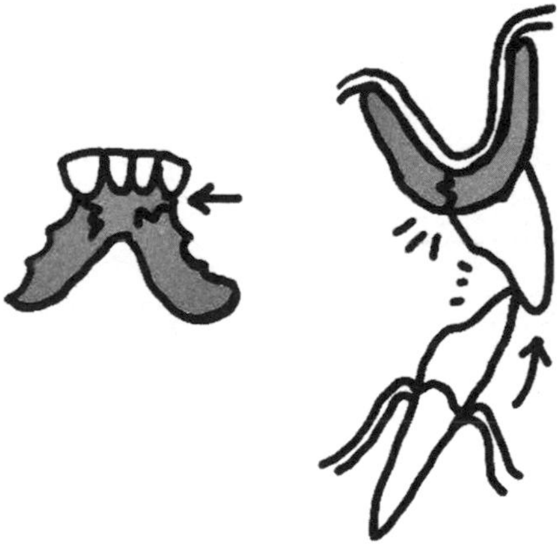

上面前排假牙斷裂點
與前牙斜咬有關

## ▲假牙斷裂

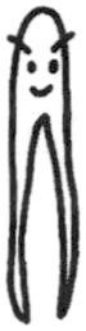

# 詭異的卡卡聲

一位三十歲的男子初次來檢查牙齒，他跟我敘述症狀時，忽然發出了清脆的一聲「卡」。

「你的下巴走位了！」我馬上告訴他。

「有嗎？」

我移動身體到他後方，用食指尋找他在兩邊耳朵前方的「顳顎關節」，找到了關節所在的凹窩，輕輕用指頭壓住：「慢慢張開嘴巴。」

他張口時，我感到右邊的關節先打開，而且整個下巴歪向左邊。張口到一半，左邊關節才開始打開，接著「卡」的一聲，左關節才變得順暢，且下巴變成歪向右邊。

「張到最大……張到最大了嗎？」

他點點頭。

「好，現在慢慢合上。」我的手指繼續感覺關節的移動。

同樣是右邊先動，然後才左邊，「卡」的一聲，下巴才合上。

「哇，怎麼回事？」病人也吃驚不小，「我有感覺過，只不過沒這樣清楚。」

「因為我用手指按住，你才會感覺很清楚。」我告訴他，「你的下巴關節不協調，一邊先開，而且開歪了，然後又歪去一側。」

「為什麼會這樣？」

「你把牙齒咬起來。」我用口鏡拉開嘴角，給他拿鏡子看，「你看，右邊的牙有沒有咬到？」

他仔細看了，果然右邊上下牙齒之間的接觸面很少，因為下面的後牙歪倒向舌頭的方向了。換去左邊看，左邊的咬合是比較完整的，牙齒沒歪，所以接觸面較多。

「你的兩側咬合不協調，一邊咬到，一邊沒咬到，所以你會自然而然的去找咬得較多的部位，下巴就會歪去一邊使用，久而久之，下巴就歪了。」

「有什麼治療方法嗎？」

問得好！這種問題最難的就是治療了。

與其說「治療」，不如說「矯正」，因為它不是疾病，而是長期錯誤使用的變形。

他是牙齒不整齊的人，所以只要牙齒整齊，兩側的咬合協調了，關節就會自動擺正了，對吧？

不一定，要看他這問題已經多久了，如果太久了，關節所在的小窩之中，軟骨已經有損傷，軟骨磨損了、發炎了，甚至發炎至鈣化（硬化）了，就很難回復到原狀了。

除了**牙齒長得不整齊**的人之外，還有什麼情況會造成關節卡卡呢？只要全口咬合不協調的人，幾乎最終都會關節卡卡，所以另一種最常出現這類問題的人，就是**拔牙後沒做假牙**的人。道理一樣，拔牙後的那一側咬不到，就會自動去咬另一邊，日久就出狀況了。

我還見過缺牙很久的人，張口時，下巴整個歪去一側，驚人得很。

通常拔牙後等三個月，待牙床骨長好了，就該把假牙做好，以免發生以上的麻煩。即使下巴已經不正了，也該把假牙做上去，盡量去習慣它，也可能改善關節的問題。

一位十多歲的少女要求矯正齒列，她也是剛剛張口就卡卡作響。許多牙齒亂七八糟的人都有關節錯位的問題，但像這位女孩響得那麼清楚的還真不多，她也只不過十五、六歲，可見關節作響的問題早在更小的時候就有了，表示她從乳牙時期就有咬合不正的問題了，可能是乳牙不整齊，或是乳牙太早拔掉了，反正是從小就沒辦法兩側好好咬（所以別以為乳牙不重要）。

待我們幫她矯正牙齒之後，牙齒漸漸變整齊的過程當中，關節問題也漸漸改善，卡卡聲消失了，下巴開合不正也慢慢平衡了。

不過，我也遇過一位奇怪的例子。少女在矯正途中，關節變得完全正常，矯正完畢時，關節又歪掉了，不過比原本好很多就是了。這有可能是因為她的牙齒被磨損了，過去常咬的一側牙齒被磨平了，咬不到的那側仍有咬合面原有的凸起和凹陷，結果牙齒雖然變整齊了，兩側的咬合仍是高低不齊……

總之，如果你的關節有卡卡聲，最好的解決方法就是：讓越多牙齒咬在一起越好，兩側的咬合要平衡。

因此，缺牙的人該要做假牙，牙齒不整齊的人該要做矯正。

那麼，缺牙又牙齒不齊的人呢？那就矯正之後做假牙啦。

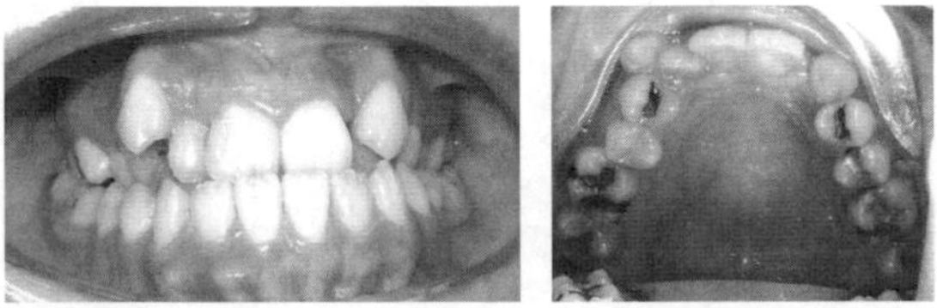

二十三歲女子，在矯正前已被拔過門牙，而且咬合不正，關節作響。

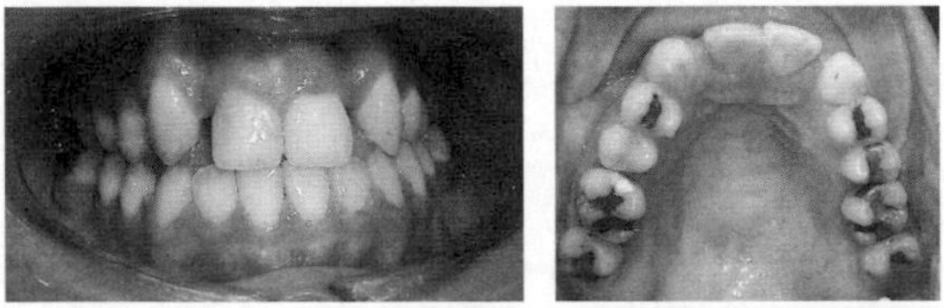

經兩年矯正完畢後，咬合平均了，但前面刻意留出均勻的空間，以備製作假牙令咬合完整。

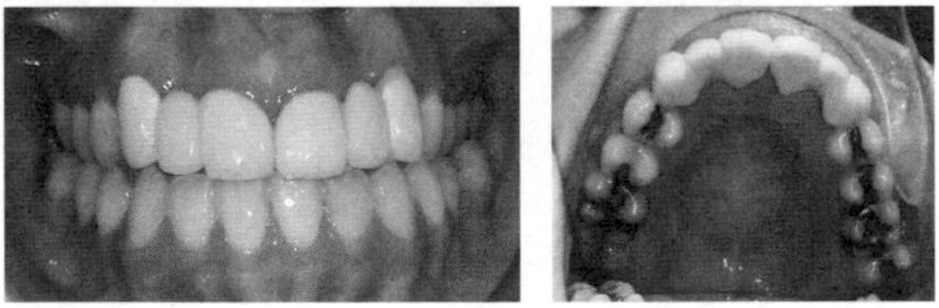

前牙製作牙橋後，咬合完全了。

## 忙碌的夜晚

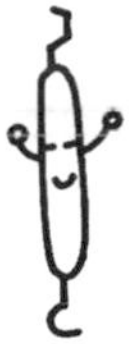

有的人睡覺會打呼，很吵。

那是因為舌頭往咽喉的方向掉下去，堵住了氣管，只好用力呼氣將舌頭推開，發出痛苦的呼吸聲。但是，其實只要改成側躺，打呼聲就停止了。

除了打呼，還有一種吵就是睡覺時不斷磨牙，忙碌的喀喀作聲。

睡覺會磨牙的人，是因為神經仍然很興奮，無法真正入睡，咀嚼用的肌肉仍在不停工作。

這樣的人，睡醒時會覺得下巴好痠，精神也不好，長期下來，牙齒也會漸漸被磨損了。

為什麼睡覺時仍然會神經興奮呢？原因可多了。

精神緊張方面，比如考試壓力啦、家庭或職場中給予的壓力啦等等，有這種情況的人比如中學生、教師、家庭主婦、拚業績的職員等等。這些人都可能在改變環境之後就不會磨牙了，比如說出去來個小旅行、學校假期期間等等，都可以暫時緩解。

睡前精神興奮的話也會磨牙，比如睡前觀看了緊張刺激的節目、睡前劇烈運動等等。

睡前吃的食物也有影響，比如咖啡、巧克力等等都是令人精神興奮的食物，或吃得太飽令腸胃被迫在睡覺時運作，都可能讓人睡不好，然後磨牙。

還有一樣很少人注意到的：螢幕，不論電視螢幕、電腦螢幕、手機螢幕等等，都是朝著眼睛發光的物體。我們不會讓手電筒照著眼睛，卻願意讓這些發光螢幕長時間照耀眼睛，長期光照眼睛令大腦興奮，如果看了螢幕就馬上去入睡，可能會睡不好。

不過，經過重重詢問，有的人就是以上什麼原因都沒有的！我只能猜測是不是大腦不正常放電刺激，造成睡眠期間仍有部分肌肉沒在休息所致了。

無論如何，睡覺磨牙和打呼一樣難以根治，不過磨牙的結果更慘——牙齒咬合面磨平了，不只造成牙齒容易敏感酸痛，還令顳顎關節隨著牙齒越磨越平，受壓越來越重，造成關節問題。

為了避免牙齒不斷磨損，牙醫只好給牙齒戴上套套，一方面令下巴撐開，停止磨牙動作，一方面讓牙齒只磨套套、不磨牙齒。

我見過一位女生，年紀輕輕就把臼齒磨得平滑了，她精神容易緊張，唸書時緊張，工作也緊張，一問之下，好像沒有什麼可以令她不緊張的。

「那妳去約會也緊張嗎？」

「更緊張！」

那我就只好投降了。

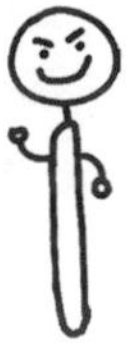

## 真相大白

一個朋友來找我，說牙齒不舒服。

我用工具敲了敲他所指的那顆臼齒，果然不舒服，敲擊的振動會令他更痛。

那顆牙被補過兩次，範圍一次比一次大，第一次蛀了牙縫，第二次蛀了另一側的牙縫，所以他的蛀洞已經從一邊牙縫連到另一邊牙縫，是很大範圍的三面蛀洞。

從他不舒服的程度看來，他符合了所有牙髓炎的特徵：自動痛、腫痛、隨著脈搏一波波痛、躺著更痛……

拍攝X光檢查，看到補牙材料的確非常接近牙髓腔了，通常細菌都已經滲透到神經了。

我建議先將補牙材料磨掉，再一次看清楚裡面是不是侵犯到神經了。

好不容易將補牙材料磨掉後，我看到變色的牙齒，不是牙齒原有的白色，而是黃黑色的，其實應該是補牙時就已經有了的，是已經破壞的牙齒。補牙時，我們會將軟化的蛀牙刮掉，但硬的部分會留下，以免繼續清理下去會穿到神經，那就失去補牙的目的了。

我們的原則是：**活的比死的好，死的比拔掉好**。

也就是說，如果一顆牙齒能保留活性最好，除非蛀到神經，才萬不得已要清理牙髓。如果可以藉由根管治療保留牙齒，就不要拔掉，因為一拔掉就馬上沒有咬合了，必須做假牙恢復咬合。但由於假牙是沒牙根的（除非植牙），咬力絕對比不上有牙根的牙齒。

但我這位朋友的疼痛完全是牙髓炎的特徵，所以還是進行了根管治療。根管治療的第一步驟是開腔清理，完成第一步驟之後，跟他約診一星期後繼續，並開藥給他將發炎反應抑制下來。

一星期後，他不太痛了，我很高興能幫到他，於是將根管治療的所有步驟逐一完成，治療結束。

沒想到，半年後他回診，提到上次那顆牙齒，他告訴我：「其實疼痛並沒完全消失，一直以來都有微微在痛。」

咦？怎麼會這樣？

難道是根管治療不完整嗎？比如我沒清理到根管最末端？或他的根管有更小的分枝副根管？或這個或那個……？我可以想到好幾個理由。

我再幫他進行了一次根管治療，將上次填進根管的材料取走，由於根管充填物是永遠不打算拿走的，因此拿掉時確實費了一番功夫。

一年後，我的朋友再次回診時，我問他那顆牙如何了？等了半年時間，任何發炎也該有改善了吧？

「其實還痛。」他有些抱歉的說，「我就避免咬它便是。」

我好挫折，怎麼還會痛呢？為他再拍X光，也沒見到什麼特殊的現象，比如最有可能的牙根周圍發炎，也沒有在X光中顯示出來。

終於，答案自己揭曉了。

距離第一次疼痛的兩年後，朋友又來了，這次不是在定期檢查的時間來，我覺得事有蹊蹺，果然，他說這次非常痛：「比過去都還痛！」

我一瞧，乖乖，那顆牙齒旁邊的牙肉腫起了一個大囊腫，充滿了膿，最重要的是：牙齒上有一道明顯的裂痕，從補牙材料下方裂開。我稍微一挑，將整塊牙材挑下，因為它已經完全鬆了，而下方露出一道從這邊牙縫延伸到另一邊牙縫的裂痕，將整顆牙齒分成兩半！

我終於明白了！這道裂縫早就存在，但尚未清楚裂開，因此用肉眼也看不清楚，即使拍了X光，它也正好在跟X光照射的方向重疊，即使裂開了也看不見。

其實裂痕早已將牙齒分成兩半，發炎早就蔓延到周圍的骨骼，但由於牙齒沒真正分開，所以一直只有隱隱作痛，直到牙齒完全裂開，牙周骨骼才爆發急性發炎。

此時此刻，牙齒只好被列為「無希望」，唯一方法是拔除。

他的這顆牙齒其實還有一個問題，就是長期的磨損。

這顆牙被補過幾次，是因為上面的材料被磨薄了而部分脫落，所以只好再磨深一點重補。為什麼會磨薄材料呢？因為他的牙齒不整齊，有的有咬合，有的沒咬合，所有的咬力都集中在有咬合的那幾顆牙，造成那幾顆牙長期磨損，並且產生裂痕。

所謂裂痕，並不需要從上面慢慢裂下去，就有如用斧頭劈木材，只消在同一個位置劈個幾次，裂痕就可以直接裂下去將木材一分為二。

應用在牙齒上的話，只要咬力總是集中在某個點上面，而且總是力量很強（例如愛咬硬物、睡覺磨牙，或常咬緊牙關的人），就可能造成這種足以將牙齒分成兩半的裂痕。

事實上，牙齒裂開並不需要先有蛀洞，我也見過完全沒蛀牙的牙齒，以同樣方式裂成兩半。

我幫朋友拔牙後，告訴他說：「我注意到你另一邊的同一顆牙也有相同現象，就是補牙材料不停被磨薄，當心也會一樣裂開。尤其你這邊拔牙了，力量一定會集中去另一邊了，只怕會加速裂開。」

「那怎麼辦？」

「過了三個月要做假牙，讓拔牙後的位置恢復咬合，好讓力量不要集中在一側。」

他沒選擇做假牙。

距離第一次疼痛的五年後，另一側的同一顆臼齒也裂成兩半了。

這一次，他終於願意戴上假牙了。

我心想，如果他能夠做齒列矯正，令牙齒排列整齊，咬合力量就會分布得較平均，這種事就比較不容易發生了。但是，四十歲的男人……很少有願意做矯正的啦。

所以，將來我還是可能會看到他的牙齒裂開。

自從這位朋友之後，往後碰上這類不明疼痛，我都會更留意有沒有裂痕。

曾經遇過一位病人，我用探針在可疑的裂痕上按壓一下，牙齒便應聲而裂。

我還能怎樣？「拔牙。」

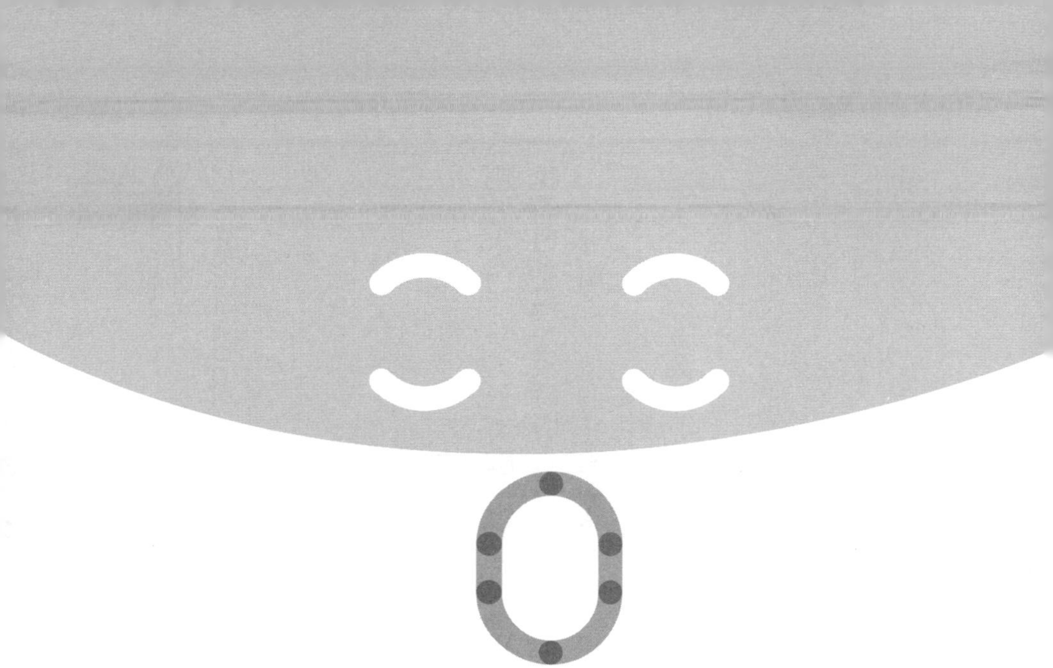

# 牙齒的顏色之謎

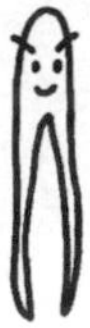

# 黃白相間

我第一次看到這種傳說中的牙齒，是在大學實習期間。

一位有香港口音的年輕男子被分配到我手上。香港人講中文都有一種腔調，我們馬來西亞華人也有啦，不過完全不一樣，我們可以輕易分辨出來。我的同學們跟我們相處過一段時間之後，也能分辨香港和馬來西亞僑生的不同。

問題是，他的牙齒顏色混雜了不均勻的黃色和白色，基本上是半透明的棕色色調……這不就是傳說中的「氟斑」（Fluorosis）嗎？

「你是香港人吧？」

「是啊。」

「來台灣唸書嗎？」

「是啊，還在唸大學。」

是道地香港人，果然沒錯……他牙齒上的氟斑，是因為「氟化物」（Fluoride）過量而造成的。

之前說過，我們將飲水加氟、使用含氟牙膏，是為了令牙齒的鈣質和氟結合之後，形成更加耐酸的「氟化鈣」，令牙齒必須在比平常口腔中可產生更低的pH值（也就是比平常更強的酸）才會溶解，藉此達到預防蛀牙的目的。

如果小孩從小就飲用含氟的水，牙齒在形成的過程中，鈣質就混入了氟化物，整顆牙都是氟化鈣，當然比較耐酸、抗蛀牙。

如果成年了才使用氟化物，那麼氟化鈣只能在牙齒表面形成，必須用含氟牙膏不斷補充，才能達到抗酸蝕的功效。

但是，有的地區本身的天然水源含氟量就很高，平日喝的水都含有超量的氟化物，反而在牙齒形成的過程中混入太多氟，干擾了牙齒的鈣化過程，無法形成漂亮的結晶排列。雖然在化學上能抗酸蝕，卻反而使牙齒在物理上更為脆弱。

什麼叫「在物理上」呢？就是更不耐磨耗，更容易被磨損。

我們以前上課就聽教授說過，他們發現從香港來的病人中，許多有「氟斑」，經調查才知道香港某區的用水從大陸經過水管運來，而該大陸供水地區的水源含氟量過高，所以才有這個問題。

這位分配到我手上的香港僑生，證實了教授的說法。

自此之後，一旦發現病人有氟斑，就會追問他的來歷。我在台灣遇到的氟斑，幾乎都是香港人。

回到沙巴（Sabah）執業後，也見到了氟斑的病人，一經查問，有許多都從鄰州沙勞越（Sarawak）靠近汶萊（Brunei）的一個大鎮過來的。他們鎮上沒牙醫，還特地遠來亞庇處理牙齒的問題。

有一家子兄弟姐妹都有氟斑，只有一位年紀最小的沒有。這是推理的好機會！我仔細問他們的居住地。

「我們都住在亞庇。」亞庇是沙巴州的首府，我老家是也。

「以前也住在亞庇嗎？」

「不，以前住在……」就是我之前說的那個大鎮。

「我告訴你們哦，你們一家人的牙齒的顏色，可能跟飲水有關係。」

「咦，我們還以為是遺傳？」

「我來弄清楚一下，你們全部在那個鎮上出生嗎？」

「只有最小的不是。」那就對了，最小那位沒有從小喝到含氟太高的飲水，所以牙齒沒有氟斑。

「你們什麼時候搬家來亞庇呢？」

他們算了一下：「十年前。」所以倒數第二小的那位（十二歲）在鎮上出生、待了兩年，他的恆牙在形成過程中有兩年受到高濃度氟化物影響，但在搬家後停止了影響。

我叫十二歲的小孩咬起牙齒，露出門牙：「你們看他的門牙，那些黃白斑點從咬合面往齒頸部延伸，到三分之一就停止了，底部三分之二是正常的。」

「真的呢！」他們互相檢查，果然其他人都是整顆門牙黃白斑的。

「恆牙中的門牙，大約在你出生時開始形成，直到五、六歲才冒出來，」我比劃牙冠上的分界線，「你們從這裡可以看到，他的牙冠在牙床骨中形成到三分之二時，你們就搬離那個地區了，所以能看到清楚的分界線。」

他們的媽媽驚訝的說：「我們全家都有，我一直以為是遺傳呢！」

「你們那個地區的人應該都有，以後你們回鄉時查查看對不對？」

後來遇到一名三十歲男子，他的門牙黃白斑接近齒頸部，後面的臼齒則是僅有咬合面有黃白斑，其餘部分都是正常齒色。

我問了他的遷移史。

「新加坡出生，兩歲搬去怡保（Ipoh，在馬來西亞），十七歲去美國讀書，住了十三年……」我不需要那麼詳細啦，只要知道出生和小時候就行了。

所以答案是新加坡。

我沒有多少真正在新加坡出生的病人，所以不知道那邊的狀況如何，不過有的地方只有一小個區域的人有氟斑，原因是他們抽取地下水引用，而某些地下水含氟量太高。

同樣的，在台灣也有一些鄉鎮有氟斑，同樣也是飲用地下水的地區。

事實上，過去就是因為在一九三〇年代的公共衛生研究中發現，有氟斑的人很少蛀牙，才發現氟化物可以預防蛀牙！才會推廣用氟化物預防蛀牙的呀！

**註：一九三〇年代，美國證實科羅拉多州流行的褐色牙齒乃水中含氟太高造成，一九四五年則開始飲水加氟政策，並在一九五〇年代在美國國內引起激烈爭論。**

# 牙齒算命術

看到年輕病人的牙齒上有一條褐黃色的帶子，有點螢光色。

我大約數了一下之後，問他說：「你小時候是不是生過重病？大概四歲的時候？」

「有嗎？」他轉頭望望站在旁邊的媽媽，「好像有吧？」

媽媽往往是最清楚的：「四歲嗎？有，有一次發燒得很嚴重。」

「是那種嚴重到要住院的嗎？」

「是啊？你怎麼知道？」

嘿嘿，我們牙科有學算命。

騙妳的啦，原因在牙齒上那條螢光色的帶子。

這叫「四環黴素牙」，是由於牙齒在牙床骨中形成期間，服用過「四環黴素」（Tetracycline）這類抗生素所致。跟前篇的「氟斑」原因相同，它會在組成牙齒的礦物質結晶過程中混進牙本質，造成牙齒變色。

由於「四環黴素」是一種「廣效型抗生素」，應用範圍很廣，不管呼吸道、尿道、中耳或鼻竇的感染都可以使用，所以曾經廣泛的被使用。

跟「氟斑」不同的是，含有高濃度氟化物的飲水是每天大量在喝的，牙齒在形成期間的每天都受影響，所以整顆牙都會變色，除非中途停止飲用。

而「四環黴素」只有生病吃藥時才會進入身體，只會令服藥期間形成的齒質變色，所以在牙齒上會形成一條帶子。我們憑著帶子所在的位置，就能推斷大約是什麼時間的牙齒形成受到干擾。

後來四環黴素很少被使用在很小的孩子身上了，最早也要六、七歲，才不會干擾牙齒的形成，才能開給小孩。

下次見到有人牙齒有一條螢光帶的，也不妨幫他算命，唬他一下，然後告訴他是從這本書上學來的。

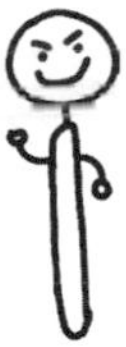

# 大小有別

「我的孩子剛出來的新牙是不是有問題？很黃耶！可以弄白一點嗎？」

不只一位父母問過我這種問題。

我的回答是：「黃，很好啊。」

「咦？黃怎麼還好？」

「牙齒略帶黃色，表示鈣質足夠呀。」

「不是白色比較好嗎？」

其實，我們太多人被媒體集體催眠了。

那些演員明星白得嚇死人的門牙，如果不是天然的，就是牙醫努力的成果，可能是漂白、瓷牙、貼瓷片或其他等等昂貴治療的結果。

如果是廣告，那更不可信！別說拍攝時會打光，大家也知道電腦繪圖的功能有多強大了。乾皺的皮膚都可以修得像嬰兒肌膚一般，何況更簡單的牙齒？

真正質地好的牙齒是略帶黃色的，恆牙比乳牙黃，而且後牙（小臼齒、大臼齒）比前牙（門牙、犬齒）黃，其實犬齒就比門牙看起來明顯的較黃了。

恆牙都是略帶黃色的，而小孩的乳牙都比較白，因為乳牙早在媽媽肚子裡的胎兒時期就開始形成了。胎兒所得到的鈣質都是由媽媽分配過來的，所以其實較白的乳牙是鈣質較少的。

第一顆乳牙（下排中間門牙）在出生六個月左右萌出，最後一顆乳牙於兩歲半左右萌出。

第一顆恆牙（也是下排中間門牙，且後牙的第一大臼齒同時萌出）於五歲（女生）或六歲（男生）萌出，所以恆牙在牙床中形成的時間在出生以後，牙齒內所含的鈣質則決定於出生後的食物。

也就是說，牙齒萌出後，你再補充多少鈣質也補不到牙齒裡面。

出生後的鈣質攝取足夠，牙齒就有天然的米黃色。

其實牙齒並不是單一顏色，因為外層的牙釉質（琺瑯質）是白色半透明的，內層牙本質（象牙質）是黃色不透明的，兩層疊在一起，就會產生顏色的層次變化：咬合面較白，越靠近齒頸部越黃。

所謂漂白，其實是將牙齒的部分色素和鈣質帶走，讓牙齒顯得更白一些。

所以如果你有未治療的蛀牙，漂白會令你蛀得更快！

漂白的真正用途，應該是去除牙齒表面色素，例如菸垢、茶垢、咖啡垢，甚至我見過五花八門的檳榔垢、巧克力垢、山竹垢等等。前面提過的氟斑和四環黴素斑也可以用漂白，不過難度較高。

有的人用美白牙膏，想把牙齒刷白，但有的美白牙膏根本是利用粗糙粒子去摩擦牙齒，結果有個病人用完一整條美白牙膏之後，牙齒更黃了！

他告訴我：「開始刷的時候，的確越刷越白，後來開始越刷越黃，我不相信，於是更努力刷，結果更黃了！」

我檢查一看，根本是一整層白色的牙釉質幾乎刷光了，露出內層黃色牙本質，當然更黃啦！莫非他剛開始的美白效果，可能是將表層牙垢磨掉之後的效果而已？

牙齒顏色分類方法頗多，一般用ＡＢＣＤ等級，每個字母又有1至4分級，我們大多是Ａ3～Ａ3.5（這裡好玩的是，Ａ等級中特別多了個3.5，其他都是整數，可見Ａ3.5有多普遍），而媒體所推廣的都是白得誇張的Ａ1。

所以，如果沒什麼特殊的事，沒準備當大明星，牙齒顏色又在標準以內（就是跟大多數人沒什麼不同）的話，請還是接受它吧！

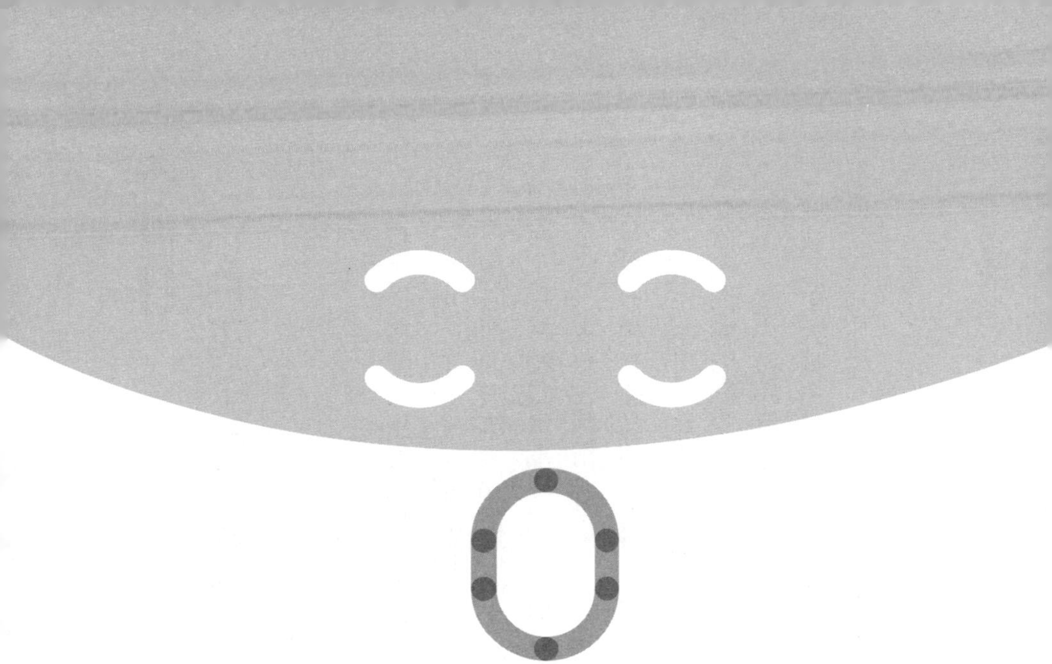

# 生與死的界限：口腔癌

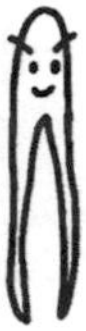

# 小白花下的大破壞

我剛從台灣回到家鄉時，先在一家老牙醫的診所工作，適應一下家鄉的環境。

一位朋友的爸爸知道我回鄉了，便來找我檢查牙齒。

我認識他很多年，知道他向來對自己的健康頗感自豪。他曾說過：「我從年輕到現在，身材和體重都沒變。」他瘦瘦的，很注意飲食，平日相當勤奮，連他的房子都是自己親手設計和搭建的。

我幫他檢查牙齒時，看見左下後牙外緣有一個脆異的小東西。

那是一顆小小的凸起，純白色，形狀宛如一顆超小型的菜花，下方有一根柄連接在臉頰內側的黏膜上。

在一整片粉紅色的黏膜上，這一朵小白花的存在顯得十分突兀。

我心中大喊不妙，這種東西我在大學實習時讀過、看過、接觸過不知多少了，很清楚這是什麼，當下最大的難處，是如何告訴他這回事。

「uncle……」在此說明一下，我們老家都習慣用英文uncle稱呼父執輩，婦女則稱呼auntie，跟台灣用日語稱呼歐吉桑、歐巴桑的意思雷同，「你的嘴巴裡面有個東西，應該去另外檢查一下。」

「唔？是什麼東西？」他警覺的揚起眉毛。

「我還不確定啦，為了十分確定，應該去切片檢查，就可以弄清楚了。」

「什麼是切片檢查？」

「就是把組織切一小塊下來，用顯微鏡檢查看看是什麼東西，是正常的組織或是有問題的組織？」

他的臉色鎮定一如平日，從診療椅上轉過頭來，雙目炯炯的問我：「是什麼問題？你不怕告訴我。」

印象中他是個對待自己很嚴格，對女兒也挺嚴格的人，像這種律己甚嚴的人，能不能面對這種殘酷的事實呢？

我知道他是正經的人，不菸不酒，飲食少油少鹽，所以摒除了造成這個問題的部分原因。

他口中也沒有假牙，所以沒有不穩定的假牙長期摩擦黏膜。

我想不出原因，不過事到如今，原因已經不重要，重要的是他應該要儘快面對，儘速處理，不然會沒命的。

我給他拿著一面鏡子，給他看這顆小白花。

我用鑷子碰碰小白花，夾夾它的小柄：「會不會痛？」

他搖頭。

我碰碰小白花的周圍：「會不會痛？」

他也搖頭。

「不會痛最好，不然就很危險了。」我給他時間準備接受事實，「我在大學實習時看過很多這種事，我的教授就是專門研究和治療這個問題的……」

「嗯嗯。」他的眼睛睜大了。

「別看它這麼小，我們擔心的是，底下可能不小，就像樹根一樣蔓延，不知範圍有多大。」我婉轉、暗示，希望他自己先猜中。

他等我告訴他。

「Uncle，這個很大機會是癌症。」

他聽了，原本挺直腰身的他，一瞬間就癱瘓在診療椅上。

我嚇了一跳，原來神情平穩的他，其實一直在緊繃著神經，我的話有如宣判了死刑，令他當場崩潰。

他整個人歪七扭八的癱著，我嘗試將他抬起，但他整個身體軟趴趴的，完全失去了動力，要拖起來還真不容易。

我當時的老闆見狀，走來關心，問我發生了什麼事？

我告訴他，這位是我朋友的父親，我剛幫他發現他罹患了癌症……如今看來，我必須送他回家了……他正好是我當天最後一位病人，所以就順便下班啦。

他的車子停在樓下，我扶他下樓，他用微弱的聲音指示我車子停泊處，我用他的鑰匙開了車門，將他擺好在座位上，繫好安全帶。

然後問題來了，他的老轎車是手動換檔的。我已經習慣自動換檔的車，而且這部老車的方向盤很硬，我開著它，用龜速穿梭在下班的車龍中，把uncle送回家，現在想起仍覺驚險。

Uncle坐在我身邊，慢慢恢復了意識，他表情凝重的默不作聲。一回到家，就頭也不回的進入家門，氣氛之沉重，把他妻子也嚇著了。

我向伯母交代，千萬要叫他去專科複診，不過他是個硬脾氣的人，我很懷疑他會這麼做。

我這位朋友是位醫生，人在美國，幾天後趕緊打電話問我怎麼回事？我告訴了她，並問她伯父有沒有去複診？她說，他只去了另外一家私人牙科檢查，另一位牙醫告訴他「沒事」，得到了他期待的答案之後，他就不願家人再談論此事了。

我告訴這位朋友：「並不是每一個牙醫都懂得看口腔癌的，我也是因為在台大，才學習到如何判斷。」

我也明白，不是每位牙醫跟我有相同的經驗，不是每位都認得出癌症，何況他去找的牙醫並不是我推薦他去做切片檢查那位！那位至少是牙周病專科，常做切片檢查，不會認不出癌症！

不久，我朋友回國探親，我找機會問她爸爸怎樣了？她說爸爸都不要家人提起癌症的事，只要一提就生氣。雖然她身為醫生，也沒有辦法跟爸爸討論。

連uncle另一位女兒的女婿也責怪我：「你看你，嚇到人家爸爸了。」

此刻真是有口難言呀！事情很明顯，一切只有看伯父自己了！他必須醒悟得早，否則惡化，或進而擴大，更怕的是轉移，那就真的完了！

我們已經看到真相，但當事人一直要逃避，尋求他想要的答案，我又有什麼辦法呢？

結果在接下來的日子中，平日對我親切打招呼的uncle，見了我就避開。大概只要見到我，就會提醒他心中的恐懼吧？

兩年後，我的一位中學老師到新加坡去，帶母親去新加坡治病，也是癌症。正好在新加坡的醫院碰到我那位朋友，打了個招呼，問她怎麼回事，她僅笑而不言。

老師跟我用電話聊天時，提起這件她覺得很突兀的事：「她不是在美國當醫生嗎？怎麼會忽然在新加坡出現？」

我一聽，心中已洞然明白：「發生了！」

等到我朋友回來，我馬上約她出來，她也明白我猜到了。

我不問她多餘的事，我只想知道，伯父怎麼願意去治療的？

因為，他的口腔「潰瘍」一直不會好，很痛，去找別的牙醫，也只是開止痛藥給他吃，而且吃了也不會好（當然不會）。口腔潰爛越來越厲害，終於有一位比我資深二十年的牙醫建議他去做切片檢查。

她告訴我，她爸想見我。

我到朋友家，見他沒了半個下巴的爸爸。

Uncle熱情的接待我，還把ＣＴ（磁核共振造影）給我看，告訴我腫瘤的範圍有多大，我將像報紙一般大的ＣＴ片舉在光線下看，看到腫瘤侵犯的範圍之大，令人觸目驚心。

那顆不起眼的小白花底下，果然埋伏了巨大的怪物。

Uncle被切除了左半邊的下巴，從盤骨邊緣（形狀比較像下顎骨）取一片來補接上去，重建下巴。

他左半邊的上顎也被切掉了，原本可以阻擋東西進入氣管的會厭軟骨（epiglottis）也沒了，所以水和食物很容易掉入氣管造成窒息。

由於左半邊的上下顎都被切掉，他的左臉深陷，原本不胖的他，看起來更加瘦了。

他拍拍我的肩膀說：「如果當初就聽了你的話，說不定就不會被切掉這麼多了。」

我又感慨又高興，高興的是他終於這麼說了，這表示他完全能面對癌症了。但又感慨的是，如果他早一點面對，可能不會被切掉那麼多。

幸好，他還有命留下！

或許，當初我看起來太年輕，連自家的診所都還沒有，不夠說服力，他才不夠相信我吧？

Uncle也很厲害，一旦決定治療，就很勇敢的面對問題，全盤接受自己嶄新的身體。

他必須改變進食方式，食物盡可能流質，還要尋找不會流進氣管的角度，讓食物流進食道。一旦適應之後，他還出國去旅行！可見其生命力之堅強！

他必須十分注意清潔工作，因為電療令他的唾液腺乾竭，加上流質食物，會令牙齒和牙肉堆滿黏黏的牙菌斑，引發猛爆性蛀牙，以及嚴重牙周炎。

我指導他清潔方法，也建議他適合的潔牙工具，還定期幫他洗牙，發現有蛀牙徵兆的，則趕緊補牙！

我的助理小姐也很小心的配合洗牙，尋找恰當的角度幫忙吸水，不讓他被嗆到。

堅強的uncle，在癌症手術後，已經又過了十年，癌症沒有再復發。

這次uncle的硬脾氣也發揮了作用，讓他理直氣壯的活下去！

牙醫系在台灣要唸六年，其中四年上課，一年見習，一年實習，所以畢業時已經不是「學士」資格（那是四年大學取得的資格），而是「醫生」資格，可以直接執業了。

# ABC三重自殺

牙科有九個專科，當我們在其中的「口腔外科」實習時，會待在牙科住院病房，必須在大手術時跟刀、為病人清洗手術傷口及換藥、為病人抽血或注射，晚上還得輪值大夜班，睡在病房，半夜隨時要被叫起來。

會待在牙科住院病房的，大多數是口腔癌的病人。

我們有幾位教授專門研究口腔癌，我們實習時就站在教授身邊，看他怎麼看診，看了許多各種各樣口腔癌的病人，包括剛發現的、準備手術的、手術後復健的都有，所以才會瞭解口腔癌治療前、中、後的狀況。

印象中最深刻的，是教授統計出來的ABC和123，簡單描述就是：同時有A（酒精，Alcohol）、B（檳榔，Betel nut）和C（香菸，Cigarette）三種習慣的人，罹患癌症的機會是普通人的123倍。

台灣有許多人同時有ABC三種習慣，所以台灣的口腔癌罹患率很高！

我們看過才初中生的患者，他從小就嚼檳榔，小學開始抽菸。

我們也知道年紀最小就吃檳榔的，才一歲大，是他阿公開玩笑餵他，他就上癮了。

還記得有一天在病房來了個男人，才三十多歲，他要求住院，卻什麼治療也不願意做。

護士長依例要抽血檢查，或要進行手術前的準備，教授搖搖頭，說什麼也不用做。他只是要求住進來，無論怎麼勸他，他還是堅持一定要住進來但不治療。

「他已經很危險了，」教授私下告訴我們，「口腔癌範圍很大，但他不要切除，也不接受電療，而且依舊不戒口，香菸不戒，檳榔也吃個不停。」

荒唐的是，他躲去廁所抽菸，弄得病房的廁所竟有菸味，傷害其他病人！他帶檳榔進病房來吃，還請其他病人吃，根本在害人！

我們實習醫生依例要去看病人狀況，去到病房，只見他悠哉的坐在病床上吃吃喝喝，老婆在旁伺候他茶水，對我們總是笑容可掬，不像知道先生罹癌的婦人。還有位大約五歲的女兒在床邊玩耍，恍如一幅家居行樂圖。

我們年輕的實習醫師去探看他，其實也沒事可做，大不了量個血壓。他見我們來了，還故意從床頭櫃拿檳榔請我們吃，回想起來，這帶有挑釁的意味：你們說吃檳榔會得口腔癌是吧？你看我還不是照吃？

更令教授感到困擾的是，他愛來就來，愛走就走。還去外頭買了治癌神藥，大方分送其他住院病人，還告訴別人聽說很有效。

教授告訴我們，他的口腔癌已經分布很廣，恐怕有轉移了，切除也未必有效。所謂「轉移」（metastasis，meta＝改變，stasis＝位置），就是癌細胞已經從原發的部位，沿著血流擴散、蔓延到其他器官去了，一旦到了肺臟、骨髓、肝臟這類重要的維生器官，可說絕無生機。

這是一個困難的決定，治了的預後不好，不治更不好。耗了一個星期，他一點也沒有接受治療的意思，教授一跟他提及治療，他就猛耍太極。

他把病房當成度假旅館一般，鎮日打混、串門子，影響到其他病人，大家都覺得很困擾。於是，教授請他決定：不治療就請離開，不然只是住在病房是無意義的。

「你光住著又不治療，佔用了病床，讓其他有需要的人住不進來了。」

那天到病房上班，在醫護站察覺到氣氛輕鬆了很多，才發現那人的病床淨空了，教授終於成功勸他出院了。

「其實，即使進行治療也不樂觀。」教授嘆氣說，「他是末期了，苟延殘喘而已。」

看著那男人和他一家人的過度樂觀，像沒事一樣，實在無法跟教授的嘆息聯想在一起。

但是好景不常，不過一個月，那男人又回來了。

這一回，他依然堅持要住院。我見到他時，他癱瘓在病床上，呼吸困難，動彈不得，完全沒了神氣。兩眼無光，嘴巴微張，唾液流下嘴角，一張臉黑沉得跟死人差不多。

他的小女兒站在床邊不知所措，時而望著病重的爸爸，時而望著哀傷哽咽的媽媽。

男人的妻子哀求教授一定要救她丈夫，說教授一定有辦法的。但教授搖搖頭，請她別再無謂浪費住院的費用，住院一天不便宜，最好為丈夫辦理出院，把錢留下來準備後事，並留為日後的生計。

他的妻子好不容易聽勸，下午就哭哭啼啼的出院了。

教授告訴我們：「他的癌細胞已經轉移到肺臟了，根本救不了，化療電療只是增加痛苦。」

「他是堅持要住院的嗎？」一位學長問道。

「對呀，他的家人一直在鬧，說非住院不可，住了院就有救。」看來，他們把病房當成庇護所了，難道以為住進來就受庇蔭了，疾病就會消失了嗎？

我偶爾還會想起他的小女兒，今天也應該是二十歲出頭的青春年華了吧？不知她這些年是怎麼長大的呢？

這男人僅是其中一個例子，台灣ABC全包的男人可不少，我們在醫院的口腔外科門診天天都會碰上。

ABC如何致癌呢？

癌症的原因，是細胞內遺傳因子DNA的突變，令細胞變成失控的怪物，不停生長，還會吸引血管生成提供它養分。

長期對細胞的不良刺激，會激發DNA突變，比如高熱、紫外線、化學物等等都可以引發突變。

A，酒精會「燒乾」口腔黏膜，老是處於乾燥狀態下的黏膜細胞就會突變。不只是烈酒，長期使用某些含酒精的漱口水也有相同效果。

B，檳榔的汁液本身就是致癌物，加上檳榔本身的纖維磨損口腔黏膜，或跟檳榔一起吃的石灰會燒損黏膜，讓檳榔汁滲入。其實檳榔纖維的摩擦和石灰的破壞本身就是致癌的因素，跟酒精破壞相同。

C，香菸致癌不用多說了，人人皆知，菸葉燃燒產生的焦油和一千多種致癌物，不僅吸入的人受害，在旁邊的人吸入的二手菸，乃至於殘留在頭髮、牆壁、坐枕、衣服上的「三手菸」，都有相同的致癌力！

又軟又濕的口腔黏膜長期被檳榔的纖維摩擦，會失去彈性，變得像皮革一般。這種「纖維化」的現象是吃檳榔的口腔癌患者特徵，嘴巴會越來越緊、越來越難張開，別說清理了，連進食都有問題。

這些病人在手術之後，還得進行「口腔復健」，教授會給他們冰淇淋棒，將兩三條木片綁起來塞進嘴巴咬著，慢慢增加木片的數量，用這種方法讓嘴巴慢慢訓練打開。

最後不得不說到檳榔的另一個可惡之處：我們最討厭為這些人洗牙了。因為檳榔汁將牙齒染得紅黑色，像一層超黏的貼紙，而且還把牙齒表面侵蝕得像打了許多小孔，檳榔垢就「鑲」在孔中，可是超級難洗又費時，比菸垢、茶垢還難處理不知多少倍。想到為他們清理之後，他們出了診所又馬上會去吃檳榔，就真的不想幫這個忙！

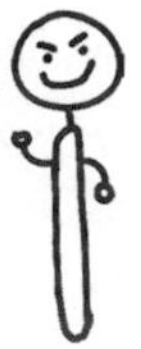

# 臨終的懇求

在病房值夜班的晚上，由於身上的衣服和醫師袍已經穿了一整天，感覺身體黏黏的，皮膚悶悶的，即使有冷氣也不覺涼快。

此時，一個穿著外套的女人，似乎怕冷，手拉緊著衣服，在一個男人的陪伴下，緩步走進醫護站。

這病人我見過，她不是由我負責的，但為了值大夜班，還是必須到每一間病房去認識病人。萬一半夜有任何狀況，也對每位病人有個大致的瞭解。

她的喉嚨開了個洞，洞口裝了個有蓋子的塑膠環，那是「氣切」（氣管切開術）後安裝的，用於急救時幫助呼吸，所以她說話會有風聲，不容易聽清楚。她的嘴巴已無法進食，必須從鼻孔插管伸入胃部，將液體食物直接從鼻胃管灌入。

印象中，她是鼻咽癌患者，亦即鼻腔到咽喉範圍長了癌細胞。我們的病人有口腔癌也有鼻咽癌的患者，一般而言，「鼻子以下」都算牙科範圍，所以鼻咽癌的範圍有爭議性。由於口腔外科涉及鼻下頸上，過去因此曾爭論並要求過將牙科改名「口腔科」，以符合實況，並提升地位。

當晚有一位資深護士、一位住院醫師學長和我一位實習醫師，三人一起值班，我們問他們有什麼事？女人的先生問：「之前詢問過轉病房的事，不知怎樣了？」

他們語氣輕柔，近乎懇求，眼神憂愁，似乎不抱什麼希望。

值班的學長回應他們：「哦，這個嘛……教授出國去了，下個星期才回來，這種事要等他回來才可以決定。」

「沒有辦法快一點嗎？」

「要等教授決定的。」

他們道了謝，慢慢走回病房去了。

我不懂發生了什麼事，於是問學長。

「她是教授的病人，已經末期轉移了，想要從三人病房換去單人病房，可是單人病房滿了，所以他們希望轉去耳鼻喉科的病房。」

咦，這可不容易了。

牙科在醫院中向來排在末席，分配到的是舊醫院中最後端的位置。

比起醫科一堆偉大的分科，牙科在醫院的會議中列席人數也少，講話總不夠大聲，所以牙科上下向來有一種與醫科較量的自豪感。把牙科病人轉去其他科的病房？可是有辱門風的事兒！

前面說過，鼻咽癌長在一個尷尬的範圍，上面一點就是耳鼻喉科，下面一點就是牙科，是兩科爭求的病人。學長說，兩科教授似乎有些互相不爽，我們當小輩的，還是別惹禍的好。

可是，為什麼他們想轉去單人病房呢？

「他們說要念經哇，不懂耶。」

念經？

再問下去，學長就說：「不重要啦，總之等教授回來，不然他知道病人在他不在時被轉走了，誰敢負責？」

我心中覺得頗為不安。

我當時學佛未深，對佛教也略知一二，他們想念經，莫非是「臨終助念」？而這位學長不瞭解？

資深的護士小姐告訴我：「他們已經來問過好幾次了，可是我們無權決定呀。」從語氣中感覺到，護士小姐也很想幫忙，但她的職位沒有決定的權力。

到了第二天中午，病人的先生又來了，站在醫護站門口，愁眉苦臉，不知如何是好。

白天的醫護站比較多人，昨晚的學長見了那男人，便走開去忙其他事了。另一位住院醫師的學姐見了，問男人什麼事？

病人的先生說：「我們已經有病房了，不知可以轉過去了嗎？」

學姐一頭霧水，不懂發生了什麼事。

那位學姐也是住院醫師，跟昨晚的學長不同的是，她是外校生，亦即他校牙醫系畢業後，申請來醫院當住院醫師的。而那位學長是本校畢業的，對大學相處過六年的教授很是恭恭敬敬，乖巧得很。

我向學姐解釋，昨晚他們來過了，想換去耳鼻喉科病房，因為牙科病房沒單人房了。

「我們在耳鼻喉科找到空位了，」病人的先生說，「他們也答應轉診了，只要你們同意，我太太馬上就能夠轉過去了。」

學姐調出病歷表，瀏覽了一遍病人的狀況，見是癌症末期，連氣切都做了，根本是為臨終做的準備。她稍微弄清楚了狀況，就說：「那就轉呀。」

一旁的學長急了，立刻上前來：「不行，她是教授的病人，要經過教授同意才可以的。」

「那找教授呀。」

「教授出國了，下星期才回來。」

「哦，」學姐轉頭問病人的先生，「下星期行嗎？」

病人的先生更愁臉了。

我不得不插嘴了：「你們為什麼要換病房？這裡的不好嗎？」

病人的先生說：「我太太知道自己的事，她已經接受了事實。我們是佛教徒，不害怕死亡，但我們請了一批佛友來助念，怕在三人病房會吵到其他人，也怕其他人不高興……」

學姐點點頭，問：「什麼是助念？」

我告訴她：「佛教徒有希望往生西方極樂世界的人，會在臨終時念阿彌陀佛，助念就是大家幫忙一起念，幫她去到那個世界。」

「哇，那很重要。」學姐說。

「對呀。」

病人的先生見有人明白，眼淚都快流出來了：「我太太隨時要去的，她一直撐住自己，只盼換病房，怕吵到別人……」

我幫腔道：「助念非常重要，幫她安心的走，只怕她來不及了。」

「好，我幫你換！」學姐義氣填膺的說。

旁邊的學長忙問：「教授怪下來，誰負責？」

「我負責！」學姐說著，轉頭問資深護士：「要怎麼辦手續？」

護士小姐也按捺著高興的神情，說：「我幫妳填。」

病人的先生突然放下了心頭大石，高興得淚流滿面，不停道謝。我跟他說：「應該的，畢竟生死事大，你快去整理一下吧。」

學長在旁邊一直碎碎念，說教授回來後，他可不負這個責任。

學姐小聲跟我說：「反正我當住院醫師快離開了，沒什麼好怕的，他是想留下來的，不理他。」

一星期後的某個中午，我在醫護站坐著填寫報告時，教授走進來，一屁股坐在我身邊，這個舉動空無絕後，令我不禁暗地裡一驚。

教授語氣輕柔的說：「我要問你一件事。」

「教授什麼事？」

「上個星期有一個病人，是不是從這裡轉去耳鼻喉科病房了？」

一星期過去了，我還差點忘了這件事：「有哇，她先生來問了幾次，他們說自己找到了病房，希望儘快轉過去。」

「聽說是你同意他們轉的嗎？」

「我沒有權力決定呀。」我說，「不過我很贊成，因為她已經是隨時要死的人，死前的願望是有人幫她助念時不要吵到別人。學長說要等您回來才決定，但是我怕她等不及，會死得有遺憾，人死才有一次，我希望她能夠安心的去世。」

教授聽了點點頭：「聽說是S醫師幫忙轉診的嗎？」他指的是學姐。其實教授不必問，只要查查病歷的簽名就知道了。

「是的，」我毅然答道，「學姐也覺得他們很可憐，所以就答應幫忙了。」

教授又點點頭，有點不知所措。

我打破沉默：「教授，有件事我很想知道。」

「嗯？什麼事？」

「那病人轉病房之後，現在還在嗎？還是過世了？」

「哦，她轉過去第二天就過世了。」

我大大鬆了一口氣，忍不住綻開笑容：「太好了，幸好來得及。」其實她是撐著不死，等到換病房才鬆下一口氣呀。

「是啊。」教授站起身，拍拍我的肩膀，離開醫護站。

我猜，教授心中也有百般掙扎吧？

我們周圍有許多人事的紛擾，工作場所有同儕競爭、權力衡量、未來前途種種考量，家庭有夫妻相處、兒女成長、收入支出種種煩惱……但在關鍵時刻，我們應該在千絲萬縷之中理出一條清晰的線來：當下什麼最重要？

這位病人臨終前的最後願望十分重要，權力遊戲可以繼續，每天的煩惱可以繼續，但這位病人的人生已走到盡頭，她要為她自己爭取一個好的終點。我們只需要幫一點點忙，就可以給她最大的幫助，此刻面子、前途都可以擺去一旁了。

當然，你也可以持完全相反的意見：反正她要死了，可是我的人生還要繼續，我的當然比較重要。

我覺得沒人有錯，學長為他自己著想沒錯，學姐拔刀相助沒錯，病人的考慮沒錯，教授沒錯，我也沒錯。一切不在對錯，而在觀點。

總之，這件事情讓我看清楚很多東西，也確立了我做事的一貫方針：許多事情是有時間期限的，一旦錯過，就沒有再來的可能，所以我當竭盡所能的去辦到它。

這件事深深影響了未來的我。

回到醫護室的場景：那位學長想必在旁邊留意很久了，一見教授離開，馬上走過來：「教授問你什麼？」

「就那個上星期轉病房的事。」

「教授沒罵你嗎？」

「沒有啊。」我說。

我見學長一臉百思不解的樣子，不理他，繼續寫我的報告，寫完之後，就該去幫住院病人換藥了。

# 愛漂亮的老太太

我相信因果，相信因緣。

就在我兩個月的牙科病房實習中，遇上了不可思議的因緣。

那天有新病人住院，被分配到由我照顧，我拿到了病歷，先瀏覽了一遍，是一位患上口腔癌的老太太，已經是第二次開刀清除了。

我拿著病歷，先走去病房讓病人認識我，告訴她我將是住院期間照顧她的實習醫師。我一打開門，看見病房裡站了好多人！十分熱鬧！就像家族集會一樣！

哇，我一個人要面對病人這麼多的家屬，還真是有些靦腆呢。

我大聲自我介紹：「各位好，我是負責照顧她的實習醫師……」她的家屬們全都轉過身來面對我，很禮貌的面帶笑容，聽我說話。

忽然間，人群中衝出一個人，不等我話給說完，就緊緊的抱著我！

我措手不及，大吃一驚！

那抱住我的婦人比我矮小，她抬起頭來叫我：「張草！怎麼是你?!」

「咦咦咦！」我頓時又驚又喜，「主編！」

完全沒料到啊，僅僅兩個月的實習期間，且有好幾位實習醫師可以分配，卻不偏不倚的把主編的母親分配到我手中！

皇冠出版社的陳皪華主編，是我進入作家之路的伯樂。

我在大二時將《雲空行》寄給皇冠，一年之後才收到回音，但我在大三時已從台大校總區宿舍搬至醫學院區宿舍，而皇冠的回信是寄到總區宿舍的。幸好，住在我以前那間房間的是我同一家鄉的學弟，他們見是皇冠出版社的信，想必十分重要，因此輾轉把信交到我手上，我拿到信時，已經是收到的一個月後了。

那是陳主編的親筆信，說想看看我《雲空行》的其他故事，並叫我打電話給她。

就這樣，我寄出去的作品在幾家出版社碰釘子之後，總算在皇冠落了戶。

陳主編引介我認識皇冠的大家長平鑫濤先生，也在她的鼓勵和建議下，開始了「極短篇」的創作，開創了往後在皇冠雜誌長達十多年的刊載。

陳主編是我的恩人，我的生活和創作中的大小事，往往找她諮詢，她總會親密的聆聽和建議。

沒想到，現在我有機會報恩了，她母親老人家就由我來照顧了！

在病房中，我還來不及介紹自己，主編就將我介紹給她所有家人，當時還年輕的我，感覺真是好害羞啊！待主編介紹完了，我才以醫師身分，向病人家屬解說手術前後注意事項。

接下來，我必須在大醫師動手術時在旁邊「跟刀」，亦即在旁邊觀看手術過程。不過由於身為實習醫師，能夠幫上的忙其實極少，最了不起就是幫忙拉住切開的部位了。

我最能幫上的忙是為病人手術後的傷口清洗和換藥，每天定時將病人帶到一間有牙科診療椅的房間，小心掀開蓋在傷口上的敷料，用生理食鹽水或消毒藥水沖洗，再用新的敷料蓋回傷口去。

許多病人都有猙獰的大傷口，但這位老太太——主編的母親——卻只有一個小巧的傷口。

而且每次見到老太太，都是一臉和藹的笑容，舉手投足都很優雅，不像剛動過口腔癌手術的病人，似乎住院動手術只不過是出門旅行一趟而已。

我為老太太清洗傷口時，為她動刀的教授也走過來關心，問她感覺好不好？

老太太優雅的對教授笑笑，不停感謝教授。

後來教授乘機問我，老太太是不是我認識的人？我告訴他，是我在出版社主編的母親。然後我乘機問教授，為何其他口腔癌病人切得那麼大範圍，且有的連半張臉都沒了，而老太太的傷口卻那麼小？

教授說，這是她要求的。

她要求不要因手術而破壞了面容，如果會影響她的美觀，她寧可不動手術。所以他們只好採用最小範圍的切除，而且只從嘴巴裡面動刀，讓外面看不出傷口。

一般上，癌症的手術切除會切掉比癌症範圍多一點的組織，因為擔心除了眼見的範圍之外，還可能有些小小的癌細胞偷偷跑到範圍以外了，如果沒切乾淨，怕會在日後造成「復發」。

但老太太不理這些，如果能活得更久，卻不能美麗的活著，人生還有什麼意義呢？

後來我和陳主編聊天，提起這件事。她說，母親在二十六歲以前是日據時代生活的人，有濃濃日本婦女細緻優雅的風韻，動作總是輕輕細細的，也愛漂亮，不論家裡的擺飾、身上的穿著，都要美美的，所以他們當孩子的，從小就覺得媽媽很有氣質。

怪不得，陳主編的舉手投足必定也是源自她母親。

主編告訴我，原來我有機會照顧她的那次手術，不是第一次手術，而是口腔癌復發的再切除。

她第一次需要動手術時，非常擔心顏面受損，使得口水無法控制直流。

這次是第二次手術，據說要切掉部分顎骨、裝上金屬支架，她非常害怕，抗拒手術，不願在有生之年以這種面貌度日。

主編不能明白的是，她母親注重衛生，口味清淡，不吃辣，連哇沙米也不碰，且菸酒不沾，為何會得口腔癌呢？

我只能說我不知道……就我的認識，癌症是一種需要很長時間不斷重複刺激所造成的細胞突變，且突變後細胞沒被免疫系統清除掉，才會有機會發展成癌症的。

重複的刺激，比如每天吃燒烤或高動物脂肪造成大腸癌、愛吃燙熱的食物造成食道癌、愛喝酒造成肝臟負擔而形成肝癌。

口腔癌呢？重複硬物摩擦口腔黏膜如鬆鬆的假牙、檳榔的纖維，甚至歪掉的牙齒……酒精、香菸、石灰等物的重複刺激……因素太多，也未盡全知，我之前提起的朋友之父也是很注重健康的人呀！

在此之後，後來老太太又再復發，但她不想再動手術，院方也怕她年紀太大，不適合動手術了。

老太太覺得她的一生已然十分滿足，衣食無缺、兒女孝順，一生無憾了。她希望，她可以到最後都是美美的離開的，所以拒絕再接受手術了。

她度過了十年口腔癌的生活，在生命的最後半年中，她環球四處旅行，為一生畫下快樂的句點。

事隔多年，回想起來，我真的十分羨慕她的豁達。

希望當我抵達生命的最後那一刻時，也能有福報如她，能如此從容的面對終點。

**P.S.本篇初稿經陳主編法眼審閱，熱情提供了許多她母親的資料，在此大力感謝！**

# 結語：每個病人都是一道考題

當我的學生向我抱怨考試很辛苦時，我告訴他們：「你們比我幸福多了，我每天都在考試。」

不只是我，每位踏入職場的人都瞭解，他們每天的工作都是考試。

只不過，牙醫的考試形式是「限時跑檯」。

「跑檯」是醫學院的一種考試形式，方法是在長桌上設好題目，每人站在一道題目前面，一聲令下開始考試，一分鐘一題，每分鐘一到就移去下一題，每個人都有一分鐘作答每一題。

比如考「組織學」，有的題目是放在玻璃皿中的軟管（請指出這是什麼組織？可能是一條動脈、靜脈或神經），有的題目是一台顯微鏡（請問箭頭所指是什麼？會看見放大五百倍的一堆染色過的東西，有一根超微小箭頭指著某粒東西），有的題目是一塊病理組織（請問是何種病變？）。

比如考「解剖學」，有的題目是一條手臂標本，在剖開的肌肉間露出一條軟管，上面綁了標籤：「請說出名稱。」有的是翻了底的人頭骨，頭骨下方有個小洞插了一根標籤：「請說出哪一條神經通過此孔。」

踏上牙醫生涯之後，跑檯變成半小時一題。

每位病人踏進診室時，我就必須在半個小時內進行檢查、做出診斷，然後馬上開始治療，好在第一次看診就解決掉（至少一部分）問題，解決病人的不舒服。

因此每位病人都像一道考題，必須在限時內完成題目，因為下一道題目還在外頭的候診區等待著。

如果沒在限時內將題目解到某個程度，後面的題目就會越累積越多，會感覺到陣陣怨氣從候診區傳來，還附帶中午沒時間吃飯休息，影響下午的精神。

有些題目第一次解決不了的，比如蛀在牙縫的洞洞，碰上紅腫流血的牙肉，補牙的材料容易混到血液，我會教病人回家清理幾天，牙肉健康不流血了才補。不論醫方或病方，都希望有好的補牙品質，所以一般病人都會同意。

這些題目需要「條件」，要考獲高分，就必須在好的條件之下作答，否則兩敗俱傷。

有些只能完成半題題目，例如蛀牙蛀到神經，基本上需要三個步驟的根管治療，第一個步驟最為困難，很可能第一次處理時會完成不了，因為經過檢查、診斷、麻醉之後，剩下的處理時間也不太足夠了。

不只如此，這些考題們都是活生生的人，他們是有感覺、有情緒的。

我們除了要解決病人口中的問題之外，還要處理他（以及在旁邊不停加強他恐懼的家人）的心理，又要讓他對自己的問題有正確的認知，除了教育病人，也會幫助日後治療順利。

除此之外，我們還會遇上一些很有趣的狀況。

有時候，同一類的病人會同時出現。比如一整個早上的病人都必須洗牙，或連續三位同姓的病人都必須拔牙，甚至幾乎完全相同的狀況：三個連續的男女病人，都是嚴重牙結石，加上左下第二小臼齒蛀到神經……也未免太巧了吧？

這恐怕是佛教所謂的「業感相應」吧？

當醫生的朋友告訴我，他們也常遇到這種情形，同一類病人會如同約好聚會般同時出現。

我問他：「你有沒有也注意到，治療癌症的醫生患上癌症，心臟外科醫生容易患上心肌梗塞？」

他們醫生也注意到這種現象。

佛教的中心思想在「緣起」，以上書中提到的病人，都是因緣而聚，緣盡而散，有的年年見面，有的在許多年後忽然現身，也有無緣再見的。而那些互不相識但有相同問題的病人，會選在同一天來找我，在我的候診區擦身而過，應該也是一種不可思議的緣分，在冥冥之中把他們牽引在一起。

有了他們，我才有這許多故事，讓在書本另一端的你，終於下定決心要照顧好自己的牙齒！去吧，打個電話約診吧。

張草

二〇一六年三月十六日凌晨於亞庇陋居

國家圖書館出版品預行編目資料

啊～請張嘴：張草看牙記 / 張草著.--初版.--臺北市：皇冠. 2016.8
面；公分（皇冠叢書；第4571種）
（張草作品集；01）
ISBN 978-957-33-3256-5（平裝）

1.牙齒 2.口腔疾病 3.保健常識 4.通俗作品

416.9 105013841

皇冠叢書第 4571 種
張草作品集 01

# 啊～請張嘴

## 張草看牙記

作　　者—張草
發 行 人—平雲
出版發行—皇冠文化出版有限公司
台北市敦化北路 120 巷 50 號
電話◎ 02-27168888
郵撥帳號◎ 15261516 號
皇冠出版社（香港）有限公司
香港上環文咸東街 50 號寶恒商業中心
23 樓 2301-3 室
電話◎ 2529-1778　傳真◎ 2527-0904
總 編 輯—龔橞甄
責任主編—許婷婷
責任編輯—蔡維鋼
美術設計—洸譜創意設計
著作完成日期— 2016 年 04 月
初版一刷日期— 2016 年 08 月

法律顧問—王惠光律師

讀者服務傳真專線◎ 02-27150507
電腦編號◎ 563001
ISBN ◎ 978-957-33-3256-5
Printed in Taiwan
本書定價◎新台幣 280 元 / 港幣 93 元